Acupuntura

SHEZHEN

Microssistema da Língua

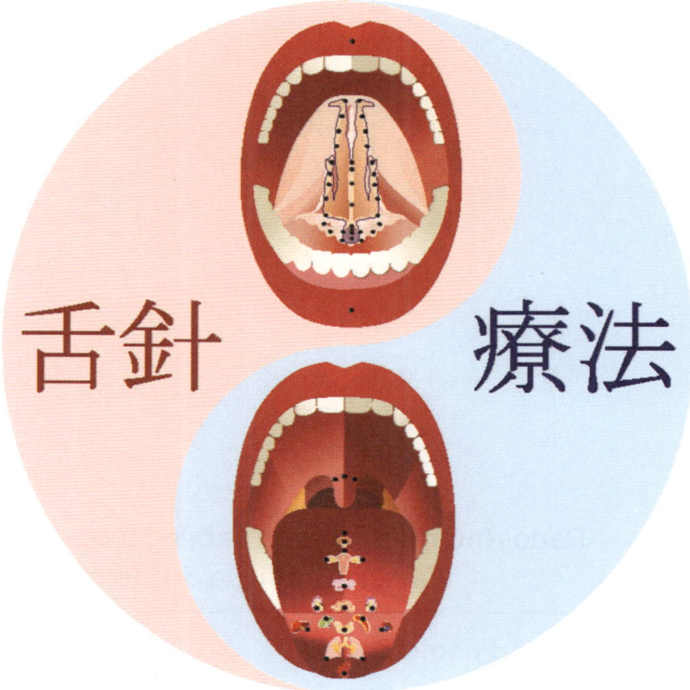

ShéZhen Liao Fá

Dados Internacionais de Catalogação na Publicação (CIP)
(Câmara Brasileira do Livro, SP, Brasil)

Jóji, Enómoto

Acupuntura do microssistema da língua: *ShéZhen Liao Fá* / Enómoto Jóji. – 1. ed. – São Paulo: Ícone, 2019.

Bibliografia
ISBN 97-885-274-1325-1

1. Acupuntura. 2. Língua: Acupuntura. 3. Medicina chinesa. I. Título.

12-12478 CDU – 615.892
NLM-WB 369

Índices para catálogo sistemático:

1. Língua: Acupuntura *ShéZhen*: Medicina chinesa 615.8921

Prof. Enómoto Jóji

Acupuntura do Microssistema da Língua

ShéZhen Liao Fá

Ícone editora

2ª edição
Brasil
2019

Ilustrações
Enómoto Jóji

Projeto gráfico, capa e diagramação
Richard Veiga

Revisão
Saulo C. Rêgo de Barros
Juliana Biggi

ÍCONE EDITORA LTDA.
Rua Javaés, 589 - Bom Retiro
CEP: 01130-010 - São Paulo/SP
Fone/Fax: (11) 3392-7771
www.iconeeditora.com.br
iconevendas@iconeeditora.com.br

Dedicatória

À nossa Mãe-Terra, ao Pai Celeste e ao Universo!

À minha mãe Sra. Akie Enomoto, que me
ensinou que o Amor é a Terapia Suprema.

Ao meu avô Hanaki (*in memoriam*),
pelos seus conhecimentos.

Agradecimentos

Ao Sr. Sogo Tomichi e Hajime-san, que incentivaram a materialização deste trabalho.

A minha Luciana e Camila que abriram mão de nosso tempo em comum, para que pudéssemos concluir este e outros trabalhos e pesquisas em prol do Bem Maior.

Aos meus mentores, mestres, professores e amigos em uma trilha de conhecimento que se perpetua através de nossa existência.

Prof. Enómoto Jóji

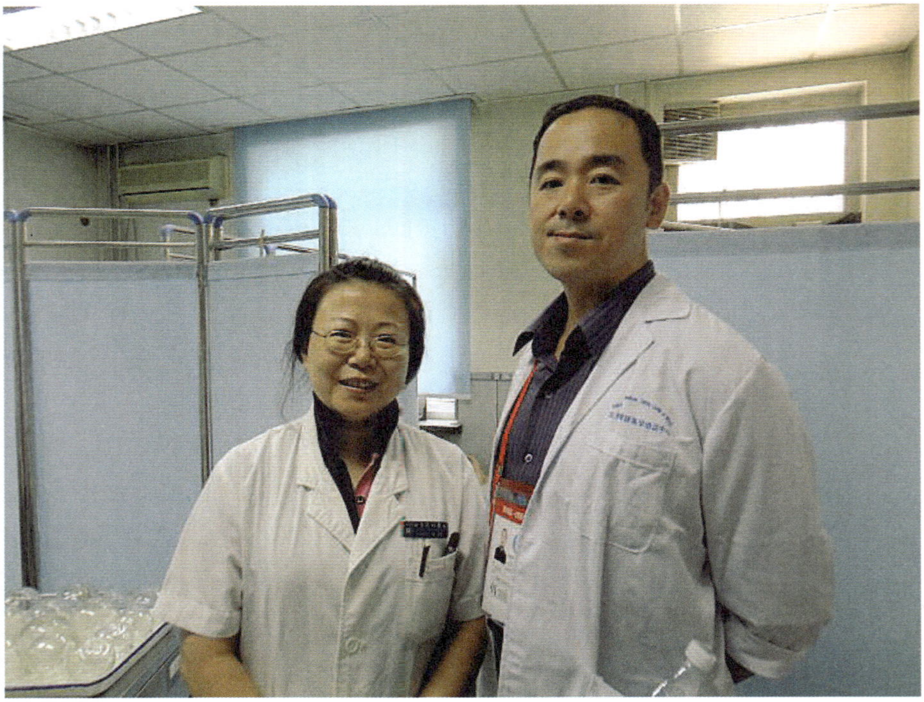

CRTO 01751 – Satosp – SP

Membro do Conselho da WFCMS Nº S0011080

Índice

Introdução

A terapia ShéZhen é a mais nova técnica de acupuntura do mundo, descoberta pelo Dr. Sun Jie, em Hong Kong, e é considerado o PRIMEIRO SISTEMA que reúne os princípios da medicina oriental com os conhecimentos da medicina ocidental.

A técnica consiste na estimulação superficial de pontos localizados na região da superfície inferior e superior da língua, de maneira SUAVE e praticamente INDOLOR ao cliente.

Além de ser praticamente indolor, a técnica é de fácil aplicação e os seus efeitos são sentidos imediatamente na maioria dos casos!

A técnica deste sistema, segundo pesquisas do criador, tem sido bastante aplicada com bons resultados no tratamento de sintomas de Déficit de Aprendizado, Autismo, casos de Mal de Alzheimer, sequelas de Derrame Encefálico.

Além da aplicação para a saúde e problemas no sistema musculoesquelético, algias, hemiplegias, alguns casos de paralisias, podem ser utilizados, com bons resultados, protocolos para uso em estética facial e corporal, no auxílio da redução de medidas e no tratamento de alguns casos de obesidade.

Recentemente em um canal de documentários, em uma reportagem sobre terapias milenares, realizado na China, um voluntário foi trazido da América do Norte para tratar de um caso crônico de dores nas costas, que após as tentativas de vários métodos (fora a medicina ocidental, o uso de acupuntura convencional, *qigong* (*Chikung*), ventosaterapia, *Guashá* e até fitoterapia chinesa, sem sucesso. Ao final da reportagem, este senhor, já sem perspectivas de que nenhuma técnica oriental pudesse tratar seu problema, surpreendentemente teve seu quadro de dores resolvido imediatamente com apenas uma única aplicação, e, após um mês da reportagem, o paciente relatou que as dores haviam desaparecido, para a sua grata surpresa.

Outra vantagem deste sistema é que pode ser usado em combinação com a acupuntura convencional (sistêmica) , com a acupuntura auricular, quiroacupuntura, massagem, *shiatsu* etc., potencializando, assim, os resultados e agilizando a recuperação dos clientes!

A maioria dos praticantes da MTC reconhece o valor da língua apenas no diagnóstico clínico, mas o Dr. Sun acredita que a língua é importante não só na tomada de diagnósticos, mas também no tratamento de doenças.

Sendo um órgão do corpo, pela teoria ECIWO, a língua deve ter pontos e as áreas que refletem os diferentes órgãos e partes do corpo. Partindo desse pressuposto, o Dr. Sun descobriu mais de 40 pontos de acupuntura na língua que correspondem a vários órgãos e partes do corpo depois de fazer um grande número de pesquisas científicas e práticas clínicas durante as últimas duas décadas.

Mais importante ainda, alguns destes pontos foram encontrados para conectar a diferentes regiões do cérebro, em especial o cerebelo, através das terminações neurovasculares dentro da língua. Em diferentes ensaios clínicos, os pontos de acupuntura já foram comprovados como muito úteis no tratamento de várias doenças neurológicas por estímulos repetitivos. Além disso, o tratamento tem também sido útil na disfunção dos membros, bem como em algumas outras desordens do sistema digestivo, do sistema cardiovascular, do sistema respiratório e do sistema endócrino.

Na China, quando estive em 2007 e em 2011, realizando estágios nos hospitais de medicina chinesa e acupuntura em Beijing, pude comprovar pessoalmente o quanto que os mestres orientais utilizam os recursos de acupuntura de microssistemas (auricular, escalpopuntura, acupuntura abdominal etc.) para aumentar o percentual de eficiência do tratamento, e que muitos estrangeiros que fazem estágio, por desconhecerem estas técnicas, perdem a oportunidade de aprenderem mais sobre os segredos dos mestres!

A acupuntura ShéZhen é o mais novo recurso terapêutico da medicina oriental, e que atualmente está tendo grande aceitação na Europa, devido às pesquisas científicas realizadas pelo Dr. Sun, em Hong Kong, no tratamento de problemas relacionados com disfunções no sistema neurológico em crianças.

Capítulo 1

Origem

"Ao se beber a água, convém conhecer a Fonte."
(Lao Tsé)

1.1. Origem da Acupuntura ShéZhen

A técnica da Acupuntura ShéZhen foi descoberta pelo Dr. Sun Jie Guang, nos anos 80, em Hong Kong.

Este sistema baseia-se em um dos livros mais antigos de Medicina Chinesa, o Huang Di Neijing – o Tratado Clássico de Medicina Interna do Imperador Amarelo, escrito há mais de 4000 a.C., a qual se fundamenta no conceito de que a língua é o local de reunião de todos os 14 meridianos (canais de energia) do corpo humano.

Além disso, segundo Huang Di Neijing, a língua reflete as condições bioenergéticas do coração, que é o principal órgão que controla todos os outros órgãos internos e é a sede da nossa mente ou consciência (*Shen*).

Por isso, pelo conceito da MTCh, acredita-se em uma relação de proximidade energética de conexão entre a língua, os sistemas de *Zang Fu* de órgãos e dos meridianos, e que, indiretamente, a língua está conectada a todos os meridianos e com todos os órgãos e partes do corpo.

1.2. Dr. Sun

O Dr. Sun Jie Guang formou-se inicialmente na medicina ocidental. Posteriormente, ele iniciou seus estudos em MTC na Faculdade de Medicina Tradicional Chinesa, graduando-se na Universidade de Liaoning. No início dos anos 1980, Sun dedicou-se ao estudo do tratamento através da técnica da acupuntura ShéZhen, onde descobriu mais de 40 pontos de acupuntura na língua.

Ao longo dos anos, ele tratou doenças neurológicas, cardiovasculares e endócrinas através da acupuntura ShéZhen em centenas de pessoas e alcançou um sucesso considerável na melhoria de doenças como paralisia cerebral infantil, retardo mental, autismo infantil, atrofia cerebelar, demência senil, paralisia pseudobulbar (disfagia e disfasia), trauma cerebral, doença de Parkinson, acidente vascular cerebral obstinado, coma apoplético, sequela devido a um acidente de carro, deficiência visual e assim por diante.

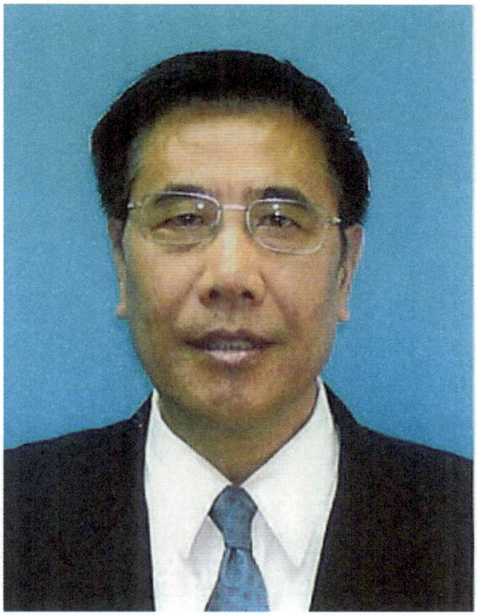

1.3. Comprovação científica

Os efeitos da técnica ShéZhen foram monitorados e comprovados por Ressonância Magnética Funcional (FMRI), na Universidade de Hong Kong. Na análise dos resultados, as imagens funcionais dos pacientes com AVC com disfunção motora foram observadas, e tiveram uma grande mudança depois da aplicação da acupuntura na língua. Além disso, suas avaliações clínicas também apresentaram vários graus de melhora na capacidade de expressão, habilidade, autocuidado na vida diária e recuperação da mobilidade.

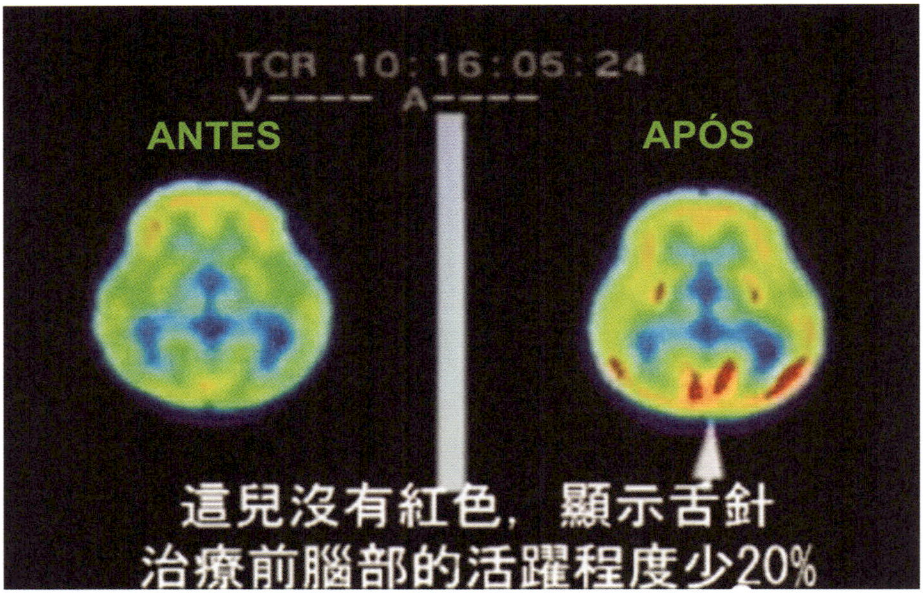

Em outro estudo de ressonância magnética em pacientes com disfunção visual, devido a distúrbios cerebrais, não houve qualquer resposta de sinal demonstrado no córtex visual ANTES da acupuntura na língua, mas nas imagens apareceram mudanças APÓS um período do tratamento. Os resultados foram relacionados com as melhorias na avaliação da capacidade visual.

Dr. Sun também realizou pesquisas com o Hospital Sanatório de Hong Kong para testar a função da acupuntura SheZhen para melhorar o metabolismo cerebral, por meio do uso do PET Scan (Positron Emission Tomography) do cérebro.

Como sabemos, muita energia é necessária para suportar nossas atividades cerebrais e 95% a 99% dela é suprida pela absorção da glicose.

A absorção metabólica da glicose pelo cérebro pode refletir se o cérebro funciona perfeitamente ou não.

Descobertas científicas têm demonstrado que a acupuntura SheZhen pode melhorar o metabolismo da glicose no cérebro dos pacientes, o que significa que sua função cerebral foi ativada e melhorada.

Esta conquista mostrou a sua significativa importância em muitos estudos clínicos de paralisia cerebral, autismo, retardo mental, atrofia cerebelar, distúrbios visuais, doença de Parkinson e assim por diante.

Capítulo 2

Anatomia geral da língua

2.1. Anatomia geral da língua

No sistema da Terapia ShéZhen, os pontos a serem utilizados se encontram em sua maioria na superfície da língua e podem ser divididos basicamente em duas áreas: Superfície Superior e Superfície Inferior da língua.

Na região da Superfície Superior da língua encontramos os pontos para tratamento pela Terapia dos órgãos *Zang* e *Fu*.

Na região da Superfície Inferior da língua encontramos os pontos para tratamento pela Terapia da Correspondência.

2.1.1. Aspectos anatômicos da Superfície Superior da língua

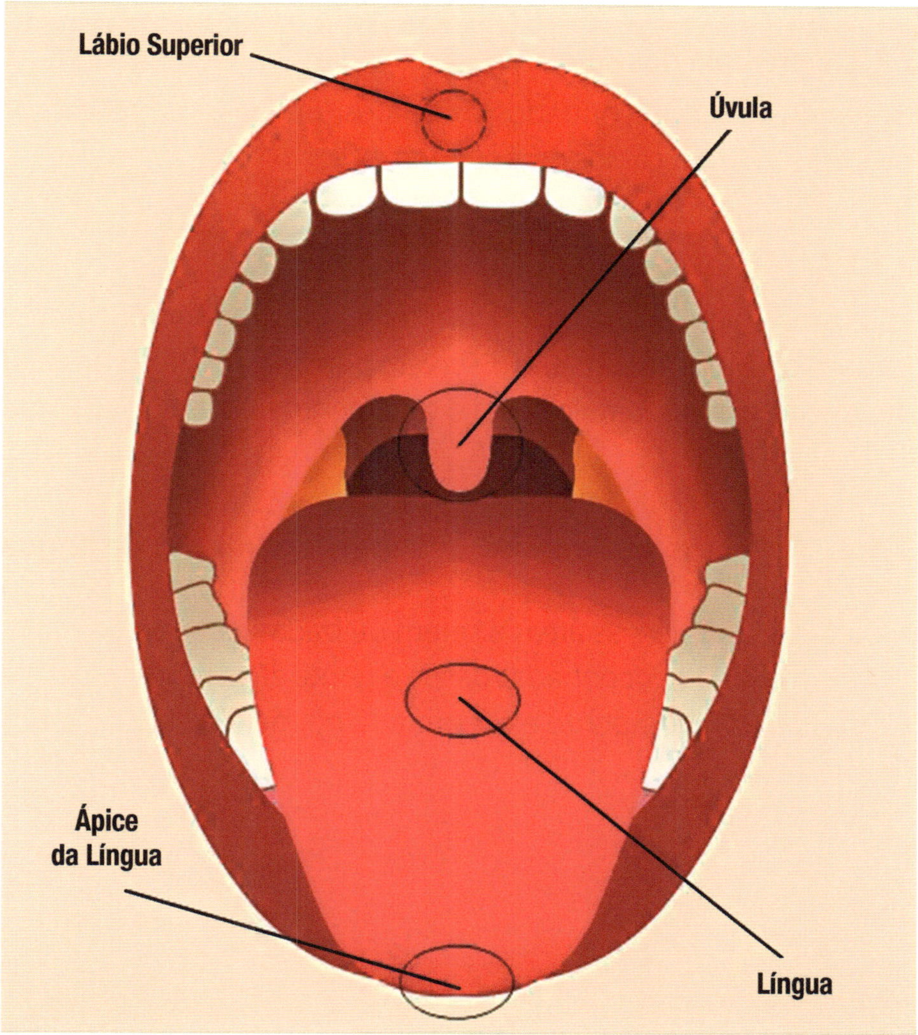

Na Terapia ShéZhen, as áreas a serem utilizadas na Superfície Superior da língua são encontradas do ápice (ponta) até a região anterior à porção proximal.

Os outros pontos são encontrados na base da úvula e no meio do lábio superior.

2.1.1.1. Terapia dos *Zang* e *Fu*

Nesta região são encontrados os pontos (ou áreas) de reflexo da condição energética dos órgãos *Zang* e *Fu*.

2.1.1.2.

Estas áreas, além de nos dar informações da condição energética (segundo a MTC) dos *Zang* e *Fu*, servem principalmente como áreas de aplicação dos estímulos para o tratamento destes.

2.1.2. Aspectos anatômicos da Superfície Inferior da língua

Na Terapia ShéZhen, as áreas a serem utilizadas na Superfície Inferior da língua são encontradas desde a ponta até a base (carúncula sublingual). O outro ponto é encontrado no meio do lábio inferior.

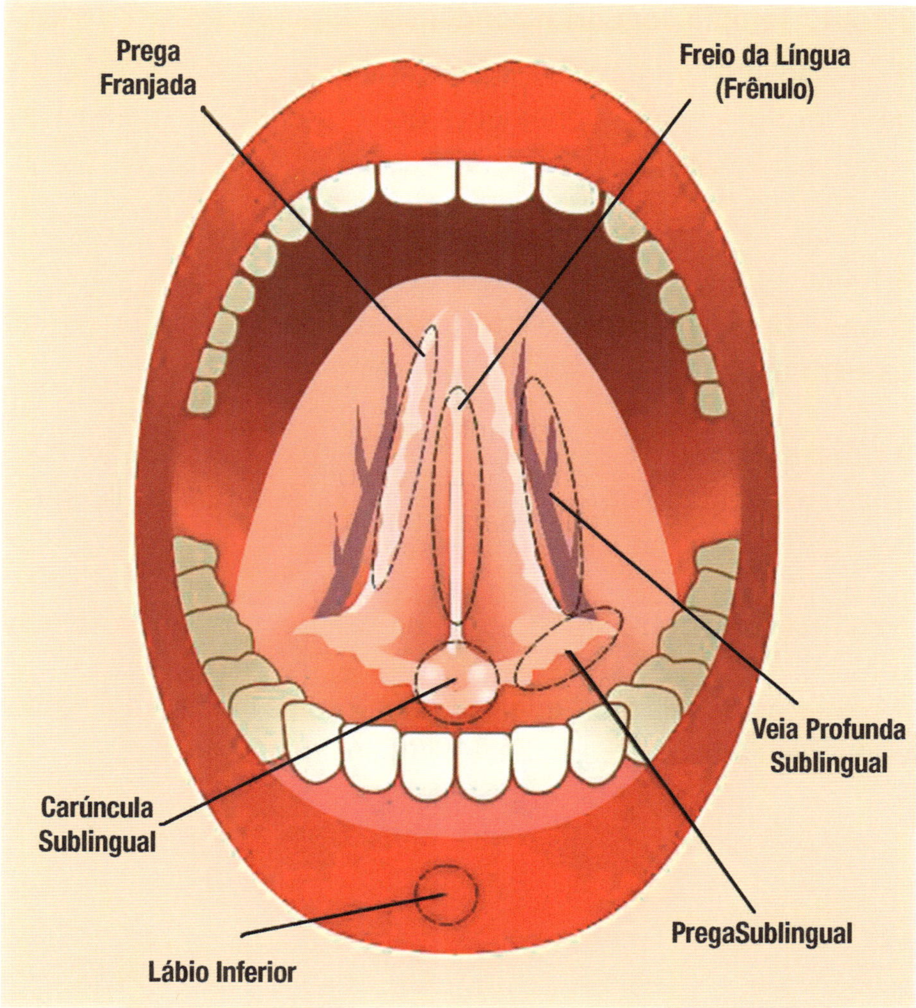
Prega
Franjada
Freio da Língua
(Frênulo)
Veia Profunda
Sublingual
Carúncula
Sublingual
PregaSublingual
Lábio Inferior

2.1.2.1. Terapia por Correspondência

Na região inferior da língua são encontrados os pontos (ou áreas) de reflexo da condição energética do corpo humano (terapia por correspondência).

2.1.2.2.

Os **membros superiores e inferiores** estão representados na área da estrutura da Prega Franjada (bilateralmente).

A **cabeça**, o cérebro e o cerebelo, bem como os órgãos dos sentidos, estão representados na região da carúncula, estrutura localizada na base do Frênulo lingual (freio da língua).

A **coluna vertebral** está representada na região do Frênulo lingual.

A coloração da veia profunda sublingual nos dá indicação de como está a circulação de *Xue* (energia sanguínea).

Capítulo 3

Características

"Porta e janelas: do material vem seu valor; do vazio, sua utilidade."

3.1. Características e vantagens da Acupuntura ShéZhen

O sistema ShéZhen possui características próprias do sistema em relação às outras técnicas de acupuntura, seja sistêmica ou de microssistemas:

⇒ A aplicação é rápida e praticamente indolor;
⇒ Resultados sentidos rapidamente;
⇒ Eficaz no tratamento de sintomas de problemas de ordem neurológica;
⇒ Seguro, pois o estímulo com a agulha é realizado superficialmente, na técnica atual;
⇒ O sistema ShéZhen diferencia-se pela observação da divisão da superfície superior da língua em três regiões, que correspondem aos três *Jiao* (os três aquecedores da medicina chinesa).

3.2. Princípios energéticos e vitais da língua no sistema ShéZhen

⇒ É considerado o Ponto de Abertura Energética do Coração, órgão "imperador" da MTC;
⇒ Coração é a sede do *Shen* (consciência);
⇒ Coração controla os vasos sanguíneos e o sangue (*Xue Mai*);
⇒ É o local de encontro final dos meridianos (canais energéticos) do Rim, Vaso Concepção e do Coração;
⇒ É considerado o prolongamento do órgão Baço-Pâncreas (*Pi*);

⇒ O revestimento da língua possui relação com a energia do Estômago (*Wei*);
⇒ A saburra tem relação com a energia de ascensão do Estômago;
⇒ ECIWO (Teoria do Holograma da acupuntura de microssistemas);
⇒ Teoria do Sistema Nervoso (conexão com os principais nervos do SNC).

Capítulo 4

Indicações, Contraindicações e Cuidados

"Ao sair de casa, é bom saber para onde vai."

4.1. Indicações do Sistema ShéZhen

Segundo o Dr. Sun Jie, a técnica SheZhen possui muitas indicações no tratamento de problemas relacionados com sintomas de patologias ligados ao Sistema Nervoso Central, distúrbios emocionais, psiquiátricos e funcionais, entre eles:

⇒ Problemas relacionados ao sistema neurológico;
⇒ Problemas relacionados ao sistema respiratório;
⇒ Problemas relacionados ao sistema circulatório;
⇒ Problemas relacionados ao sistema endócrino;
⇒ Problemas relacionados ao sistema urinário;
⇒ Problemas relacionados ao sistema reprodutor;
⇒ Problemas relacionados ao sistema musculoesquelético;
⇒ Problemas relacionados ao sistema oftalmológico;
⇒ Problemas relacionados ao sistema otorrino;
⇒ Problemas relacionados ao sistema digestório;
⇒ Problemas cardíacos;
⇒ Problemas relacionados ao sistema endócrino;
⇒ Autismo
⇒ Paralisia cerebral;
⇒ Retardo do crescimento;
⇒ Sequela de AVE;
⇒ Lesão do cerebelo;
⇒ Perda de equilíbrio;
⇒ Alzheimer;
⇒ Paralisia facial;
⇒ Desequilíbrio emocional;
⇒ Insônia;
⇒ Deficiência da circulação;
⇒ Trombose;

⇒ Arritmia;
⇒ Hipertiroidismo;
⇒ Menopausa;
⇒ Menstruação irregular;
⇒ Incontinência urinária;
⇒ Cansaço da visão;
⇒ Problemas oftalmológicos;
⇒ Visão dupla;
⇒ Afasia (voz);
⇒ Rinite;
⇒ Problemas articulares.

4.2. Contraindicações

Apesar de serem poucas as contraindicações, devem ser respeitadas na observação dos seguintes casos:

⇒ Úlcera grave na região da boca;
⇒ Sangramento espontâneo;
⇒ Problemas de coagulação sanguínea;
⇒ Hipertensão (sem controle);
⇒ Insuficiência cardíaca;
⇒ Fome;
⇒ Cansaço;
⇒ Tensão nervosa.

4.3. Cuidados

Os cuidados são no sentido do bom senso, e para evitar quaisquer complicações:

⇒ Limpeza bucal;
⇒ Pessoas tensas ou fracas (podem desmaiar);
⇒ Posição de aplicação do cliente: sentado;
⇒ Pode-se usar gaze ou espátula para segurar a língua durante a aplicação;
⇒ Adultos e adolescentes são mais fáceis de aplicar;
⇒ Utilizar sempre agulhas descartáveis.

Capítulo 5

Medidas, Formas de Estimulação, Sedação e Tonificação

5.1. Medida da agulha utilizada no sistema ShéZhen

⇒ Comprimento da agulha: 40 mm de comprimento;
⇒ Calibre da agulha: 0,30 mm a 0,32 mm.

5.2. Formas de Estimulação do sistema ShéZhen

⇒ Aplica-se a agulha rápida, suave e superficialmente;
⇒ Não se aprofunda a agulha;
⇒ Pessoas com deficiência de *Qi* e *Xue*: aplicar estímulo suave;
⇒ Nos casos de deficiência de *Qi*, a língua fica mais dura e com movimentos lentos;
⇒ Nos casos de manchas arroxeadas no local do coração, aplica-se sangria (estagnação de *Xue*).

5.3. Técnicas de Manipulação do sistema ShéZhen

⇒ Pistonagem ou rotação rápida;
⇒ Inserir e retirar rapidamente;
⇒ Para sedar: rotação no sentido anti-horário, ou provocar leve sangria (rápida e superficial);
⇒ Para tonificar: rotação no sentido horário ou tocar levemente;
⇒ A amplitude do movimento de rotação deve ser leve e curta;
⇒ Rotação de 3 a 9 vezes: estímulo *Yang* (tonif.);
⇒ Rotação de 6 a 8 vezes: estímulo *Yin* (sed.).

Capítulo 6

Terapia por Correspondência

"O Uno se reflete no Todo."

"As gotas do orvalho refletem a luz da lua."

6.1. Somatotopia (holograma) do corpo humano na superfície da língua

Os pontos de correspondência do corpo humano localizam-se na **Superfície Inferior** da língua.

Na **Superfície Superior** da língua, encontramos as áreas de tratamento pela teoria dos órgãos internos e vísceras da MTC.

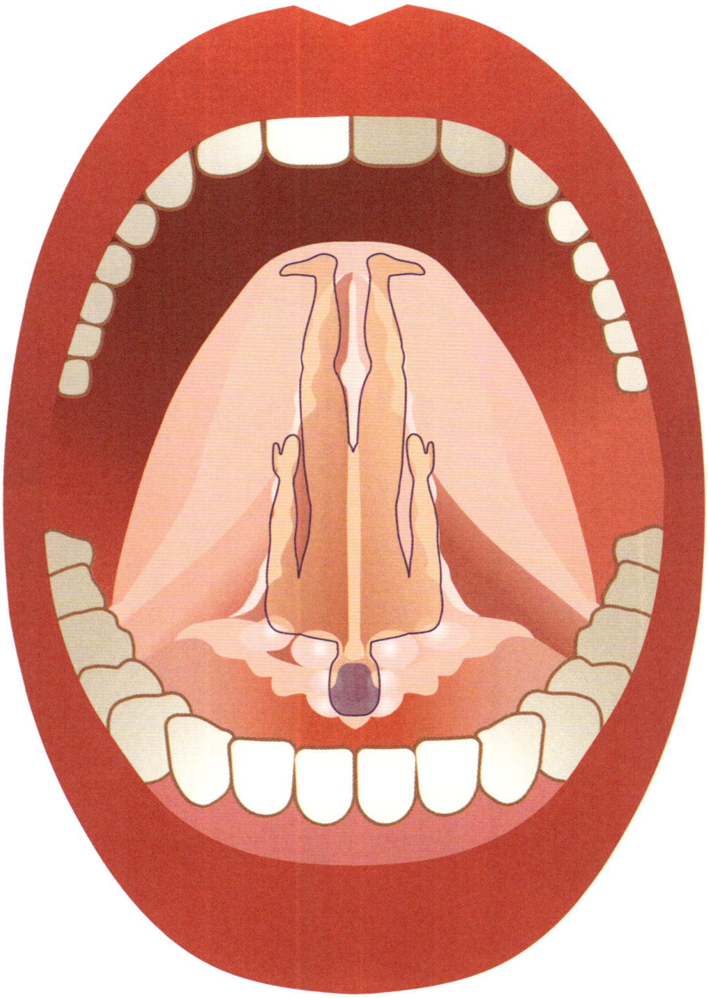

Neste capítulo iremos abordar a localização dos pontos de correspondência. Estes pontos estão localizados entre o aspecto inferior da língua e os pontos do lábio superior e inferior.

Os pontos localizados no aspecto superior da língua referem-se aos órgãos internos e às correspondências aos órgãos e vísceras da medicina chinesa, cujo estímulo se reflete também nos meridianos de acupuntura.

6.2. Localização dos pontos da terapia de correspondência do corpo humano na língua

6.2.1. Cabeça

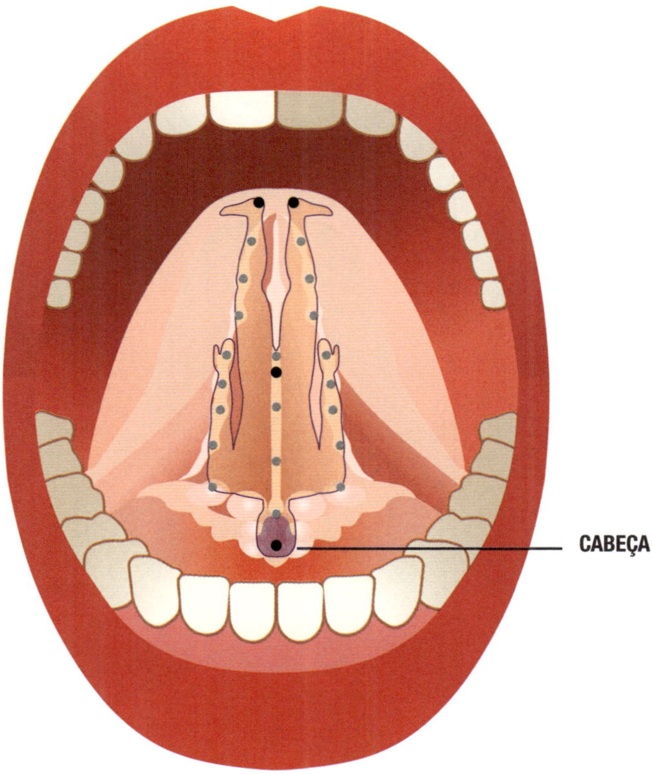

Ponto de correspondência da Cabeça.

Localização:

Localizado na extremidade proximal da língua, bulbo na base do frênulo.

Indicações terapêuticas:

⇒ Distúrbios nos órgãos dos sentidos (visão, audição, olfato, paladar);
⇒ Cefaleia, rinite, sinusite, faringite;
⇒ ATM, problemas na região da face, maxilar superior e inferior;
⇒ Algia e parestesia na região frontal, occipital e temporal da cabeça;
⇒ Boca, nariz e olhos;
⇒ Distúrbios hormonais, sono, ansiedade, depressão, estresse, memória etc.;
⇒ Distúrbios psiquiátricos, *deficit* de aprendizagem, atenção, autismo, SNC etc.

6.2.2. Pés

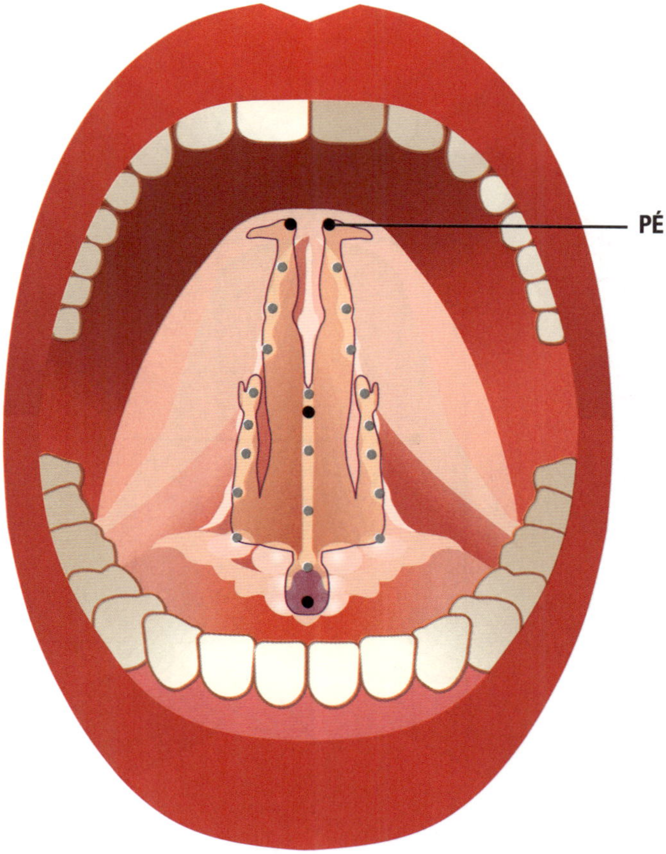

Ponto de correspondência dos Pés.

Localização: localizado, bilateralmente, na extremidade distal da língua (próximo à ponta).

Indicações terapêuticas:

⇒ Todos os sintomas de distúrbios relacionados à região dos pés, artelhos, tornozelos, unhas (dos pés) como unha encravada, inflamação, algias etc.;

⇒ Entorses, distensões, contraturas, traumas;

⇒ Hemiplegia, algias (dores), paralisia, parestesia;

⇒ Dificuldades motoras , coordenação dos pés;

⇒ Esporão de calcâneo.

6.2.3. Sacro

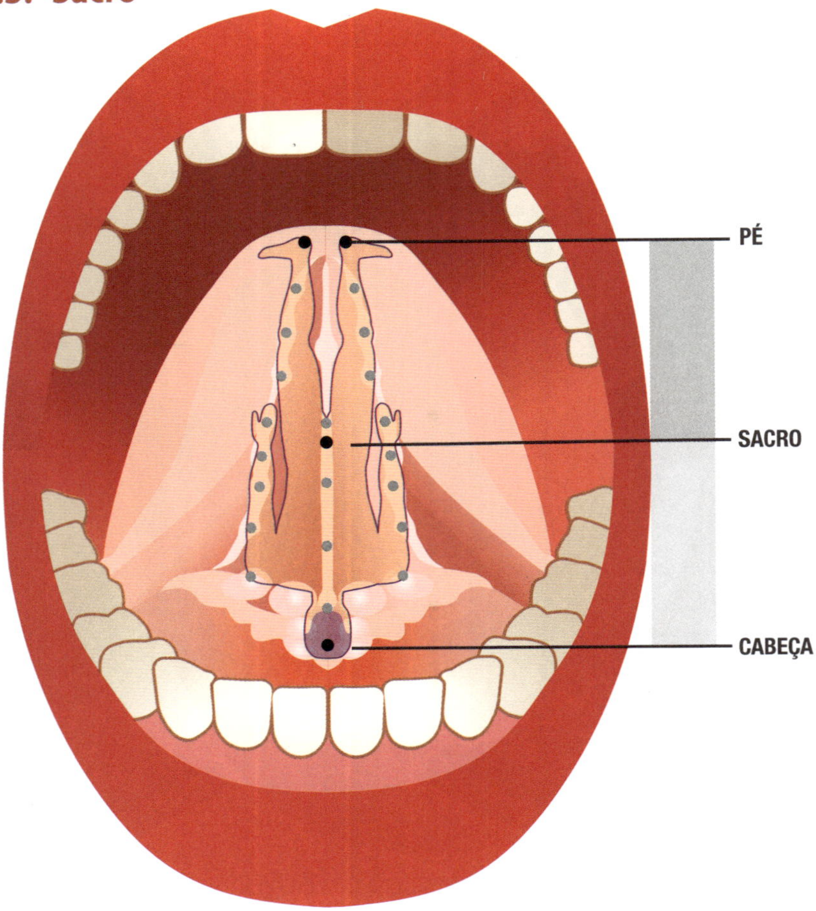

Ponto de correspondência do Sacro.

Localização: Localizado, aproximadamente na distância média entre os pontos dos pés e da cabeça, junto ao frênulo (central).

Indicações terapêuticas:

⇒ Sintomas de distúrbios relacionados à região do sacro e dos órgãos genitais;
⇒ Disfunção erétil (impotência), infertilidade;
⇒ Enurese, incontinência urinária;
⇒ Hemorroida;
⇒ Algias, hemiplegia e parestesia.

6.2.4. Joelho

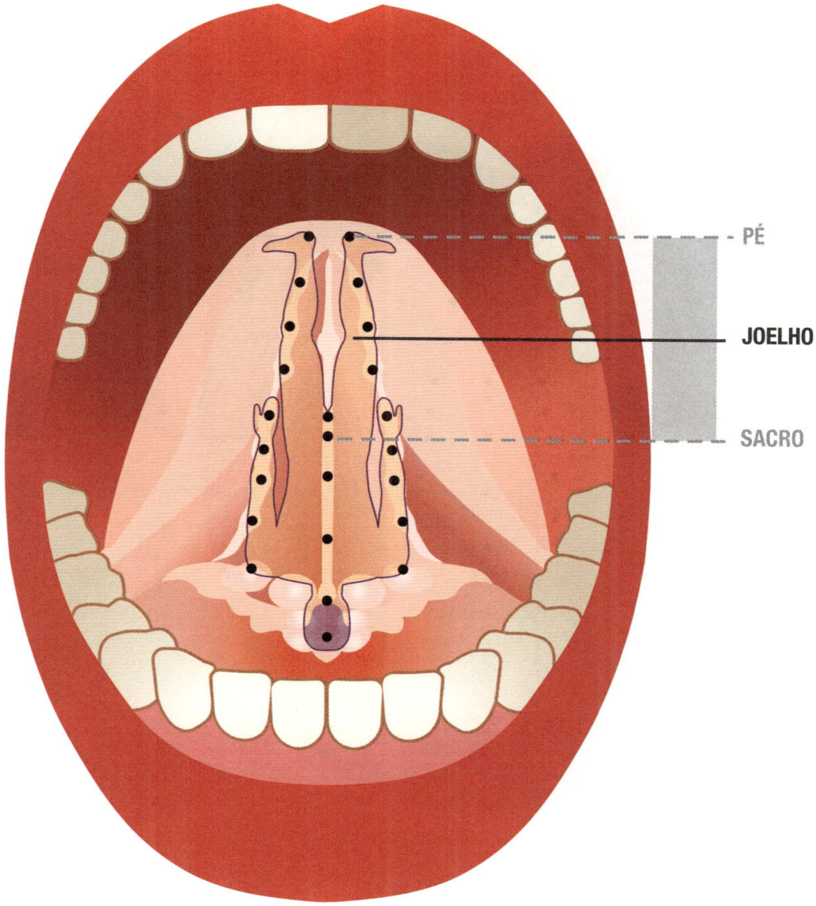

Ponto de correspondência do Joelho.

Localização: Localizado aproximadamente na distância média entre os pontos dos pés e do sacro.

Indicações terapêuticas:

⇒ Sintomas de distúrbios relacionados à região dos joelhos;

⇒ Artrite, artrose, inflamação dos joelhos;

⇒ Restrição de movimentos, hemiplegias, paralisias, parestesia;

⇒ Algias na região anterior, lateral, medial e posterior dos joelhos;

⇒ Sintomas de distúrbios na região patelar, menisco, ligamento cruzado.

6.2.5. Tórax

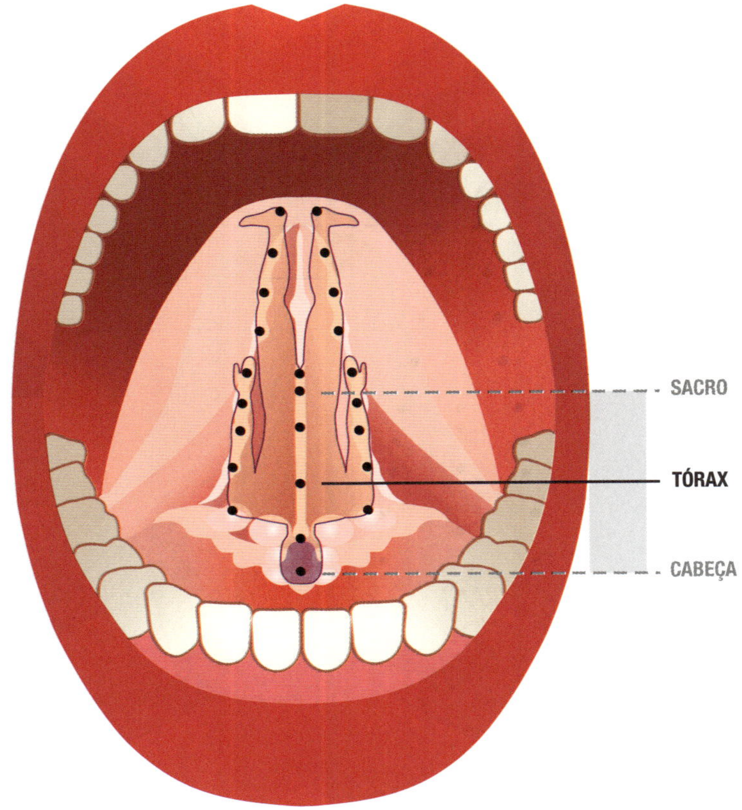

Ponto de correspondência do Tórax.

Localização: Localizado na região central, aproximadamente na distância média entre os pontos do sacro e da cabeça.

Indicações terapêuticas:

⇒ Sintomas de distúrbios relacionados à região do tórax, da coluna torácica e escápula;

⇒ Sintomas de distúrbios relacionados ao pulmão: bronquite, asma, falta de ar etc.;

⇒ Arritmia, angina pectoris, dores na região do tórax, plenitude torácica etc.;

⇒ Algia na região das vértebras torácicas, algias na região da escápula, parestesia.

6.2.6. Perna

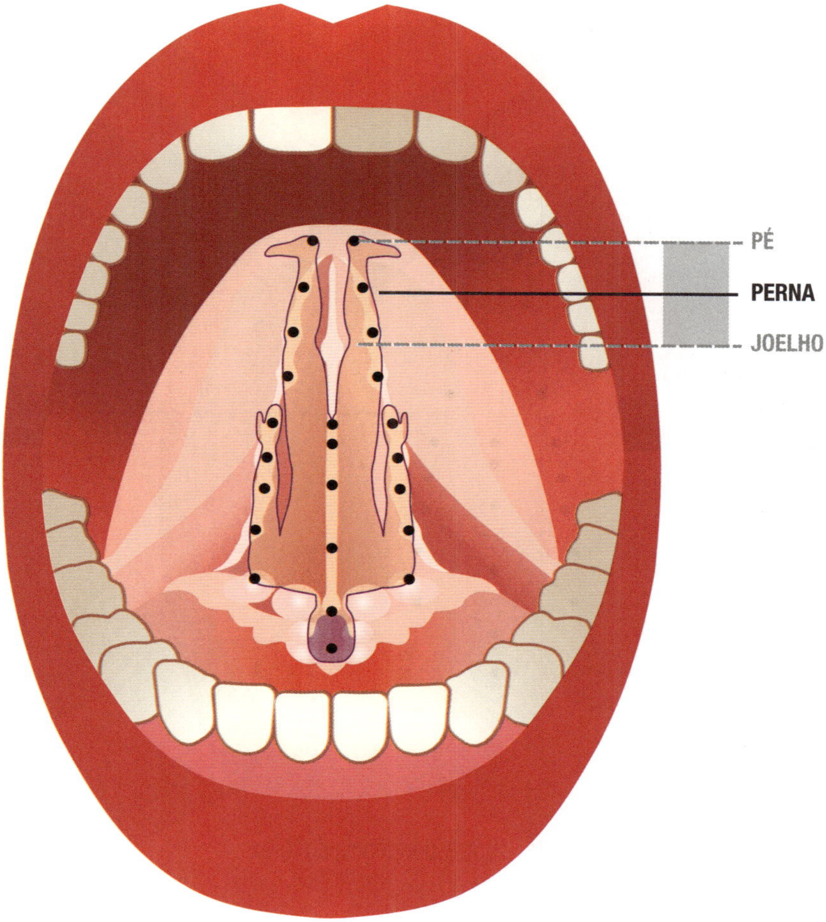

Ponto de correspondência da Perna.

Localização: Localizado aproximadamente na distância média entre os pontos dos pés e do joelho.

Indicações terapêuticas:

⇒ Sintomas de distúrbios relacionados à região das pernas e panturrilha;

⇒ Contraturas musculares, hemiplegia;

⇒ Algias, parestesia;

⇒ Problemas de circulação de *xue* (energia sanguínea).

6.2.7. Coxa

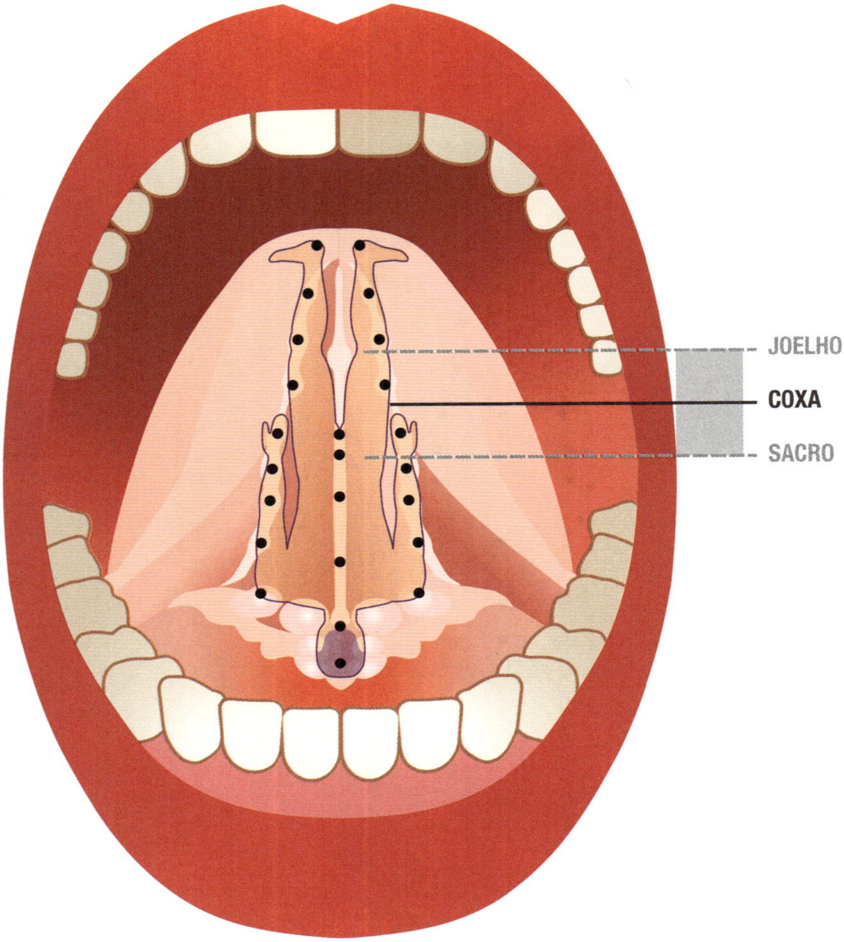

Ponto de correspondência da Coxa.

Localização: Localizado aproximadamente na distância média entre os pontos do sacro e do joelho.

Indicações terapêuticas:

⇒ Sintomas de distúrbios relacionados à região das coxas (anterior e posterior);
⇒ Contraturas musculares;
⇒ Algias, parestesia, hemiplegia;
⇒ Problemas de circulação de *Xue* (energia sanguínea).

6.2.8. Cotovelo

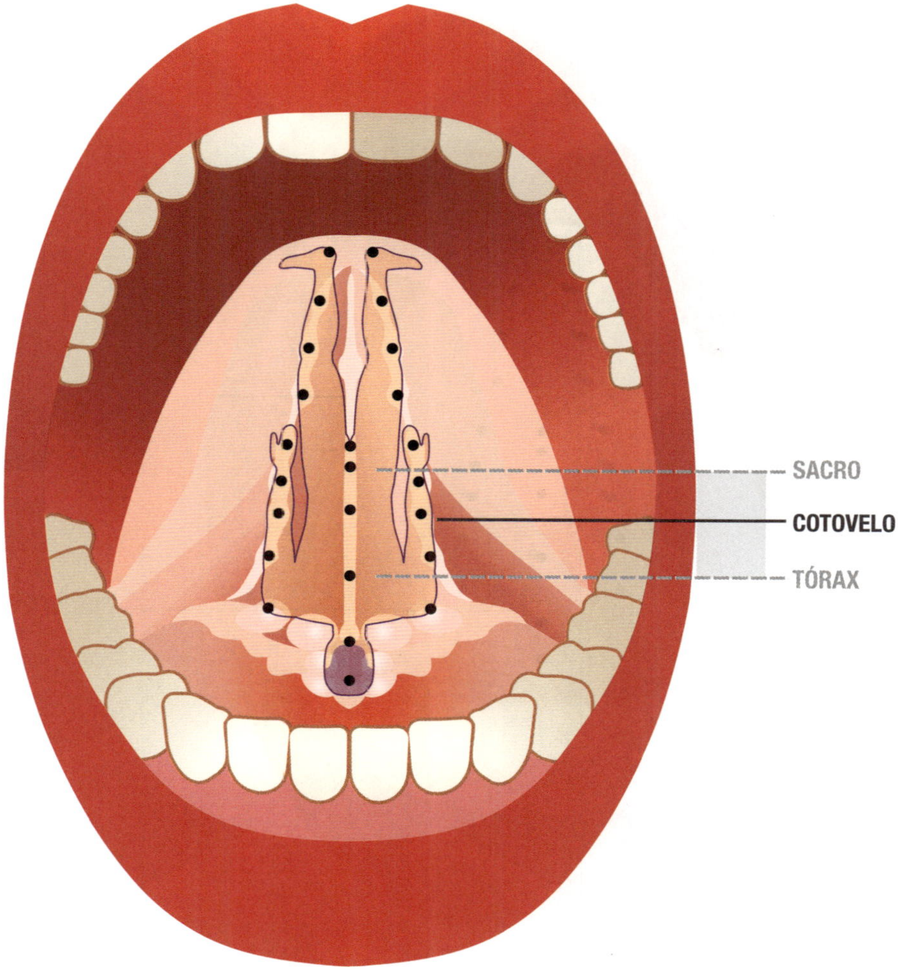

Ponto de correspondência do Cotovelo.

Localização: Localizados bilateralmente, aproximadamente na distância média entre os pontos do sacro e do tórax (externos).

Indicações terapêuticas:

⇒ Sintomas de distúrbios relacionados à região dos cotovelos;

⇒ Contraturas musculares, hemiplegia, traumas;

⇒ Algias, parestesia;

⇒ Epicondilite.

6.2.9. Pescoço

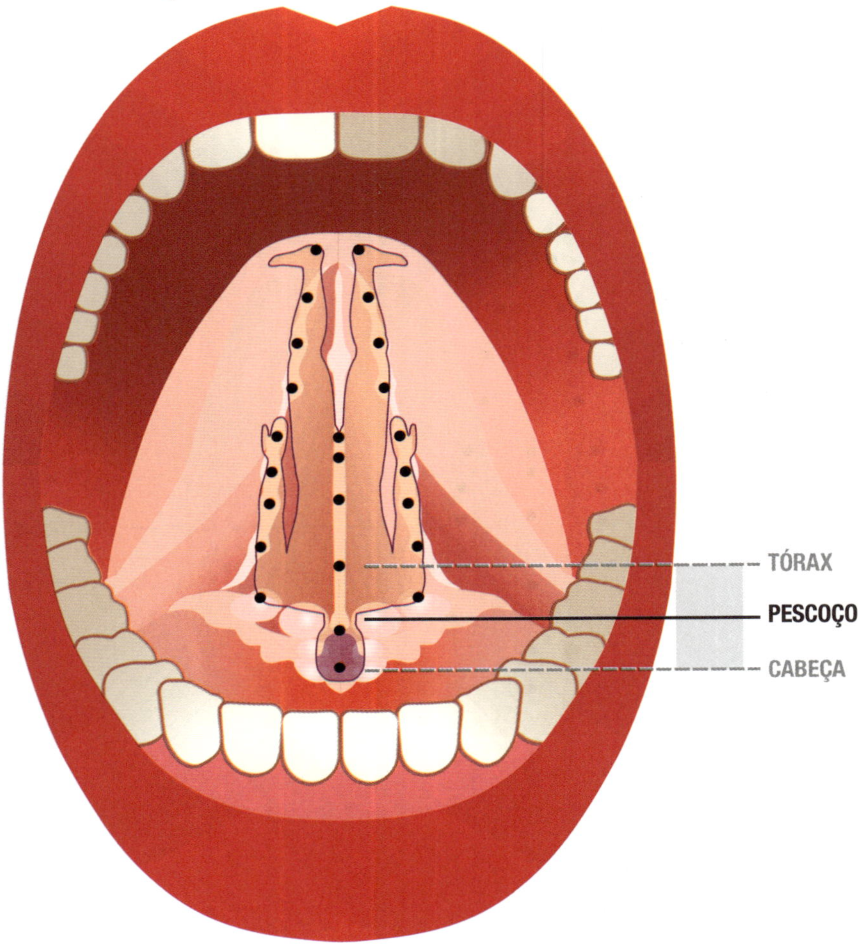

Ponto de correspondência do Pescoço.

Localização: Localizado aproximadamente na distância média entre os pontos do tórax e da cabeça.

Indicações terapêuticas:

⇒ Sintomas de distúrbios relacionados à região cervical e ao pescoço;
⇒ Afasia (voz), laringite, cervicalgia, torcicolo;
⇒ Contraturas musculares, traumas;
⇒ Algias, parestesia, hemiplegia;
⇒ Tosse, inflamação na garganta.

6.2.10. Cóccix

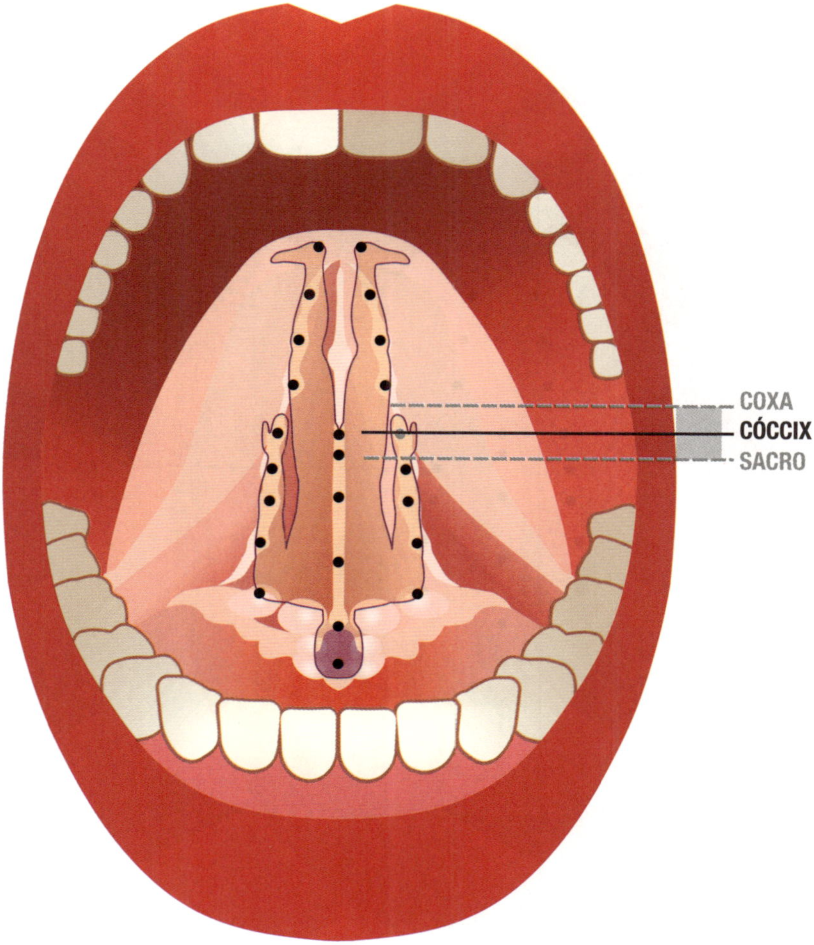

Ponto de correspondência do Cóccix.

Localização: Localizado na linha central, aproximadamente na distância média entre os pontos da coxa e do sacro.

Indicações terapêuticas:

⇒ Sintomas de distúrbios relacionados à região do cóccix e dos órgãos genitais externos;

⇒ Algias, parestesia, hemiplegia;

⇒ Disfunção erétil, impotência, infertilidade;

⇒ Traumas.

6.2.11. Antebraço

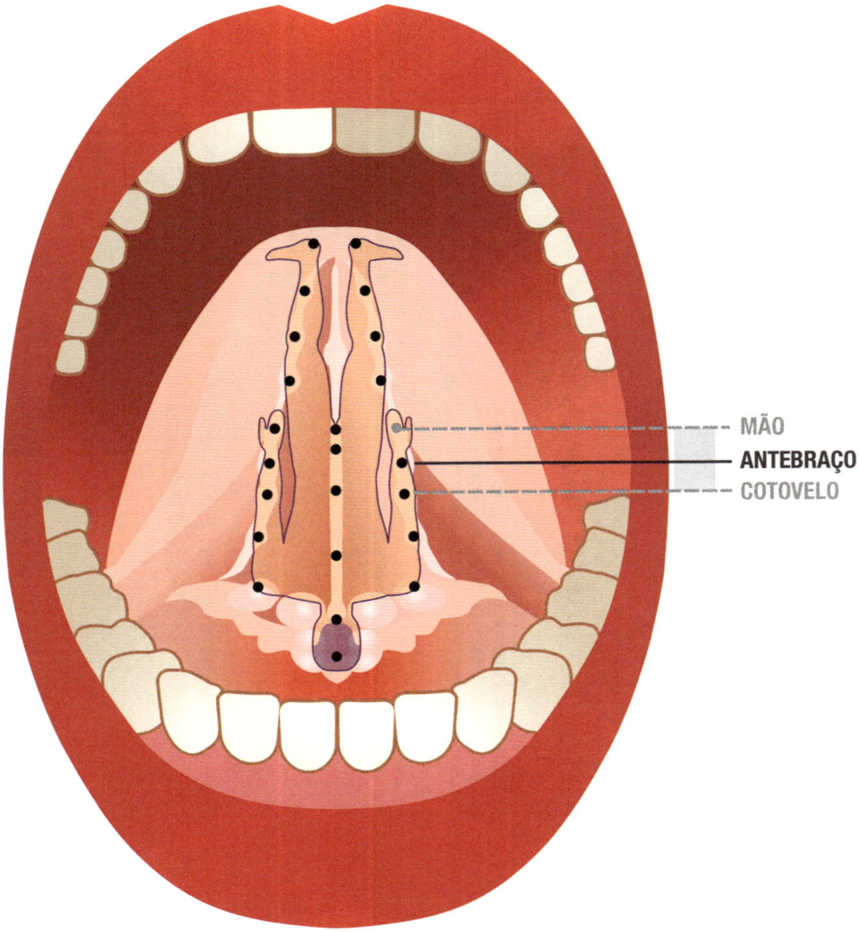

Ponto de correspondência do Antebraço.

Localização: Localizados bilateralmente, aproximadamente na distância média entre os pontos do sacro e do cotovelo (externos).

Indicações terapêuticas:

⇒ Sintomas de distúrbios relacionados à região dos antebraços, anterior e posterior;

⇒ Tendinites, síndrome de túnel do carpo etc.;

⇒ Paralisia, hemiplegia e parestesia;

⇒ Traumas, distenção muscular etc.

6.2.12. Braço

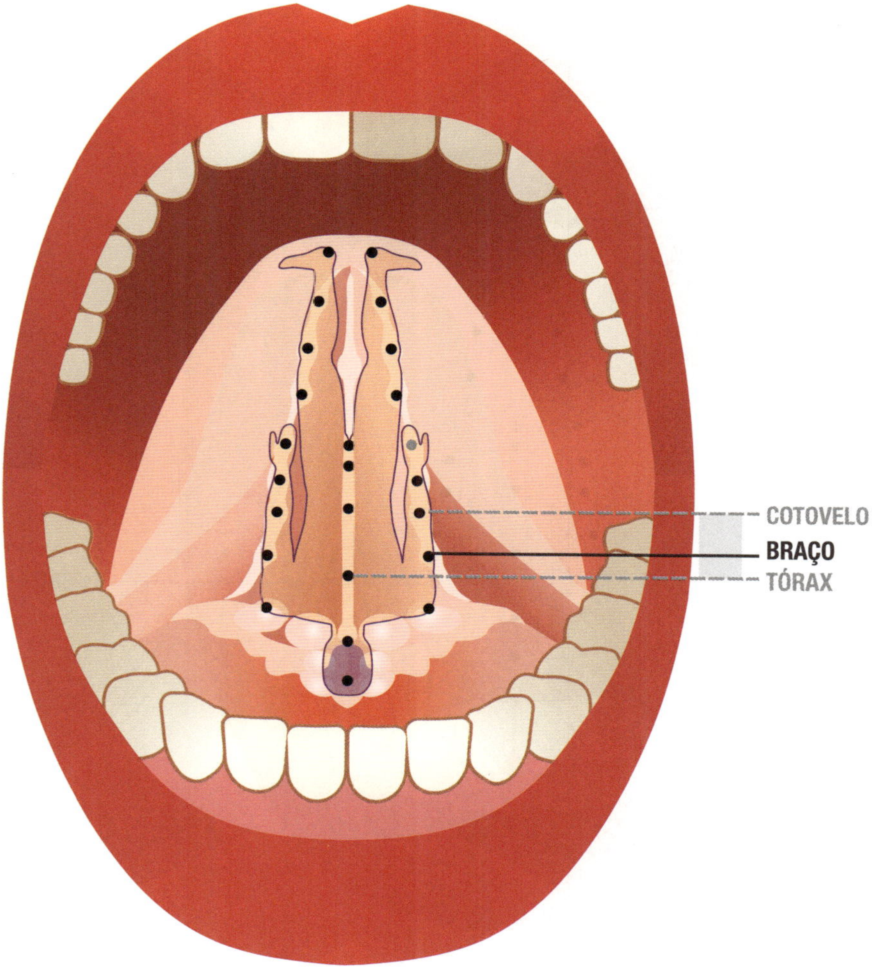

Ponto de correspondência do Braço.

Localização: Localizado bilateralmente, aproximadamente na distância média entre os pontos do cotovelo e do tórax (externos).

Indicações terapêuticas:

⇒ Sintomas de distúrbios relacionados à região dos braços;
⇒ Tendinites, algias etc.;
⇒ Paralisia, hemiplegia e parestesia;
⇒ Traumas, algia muscular etc.

6.2.13. Ombro

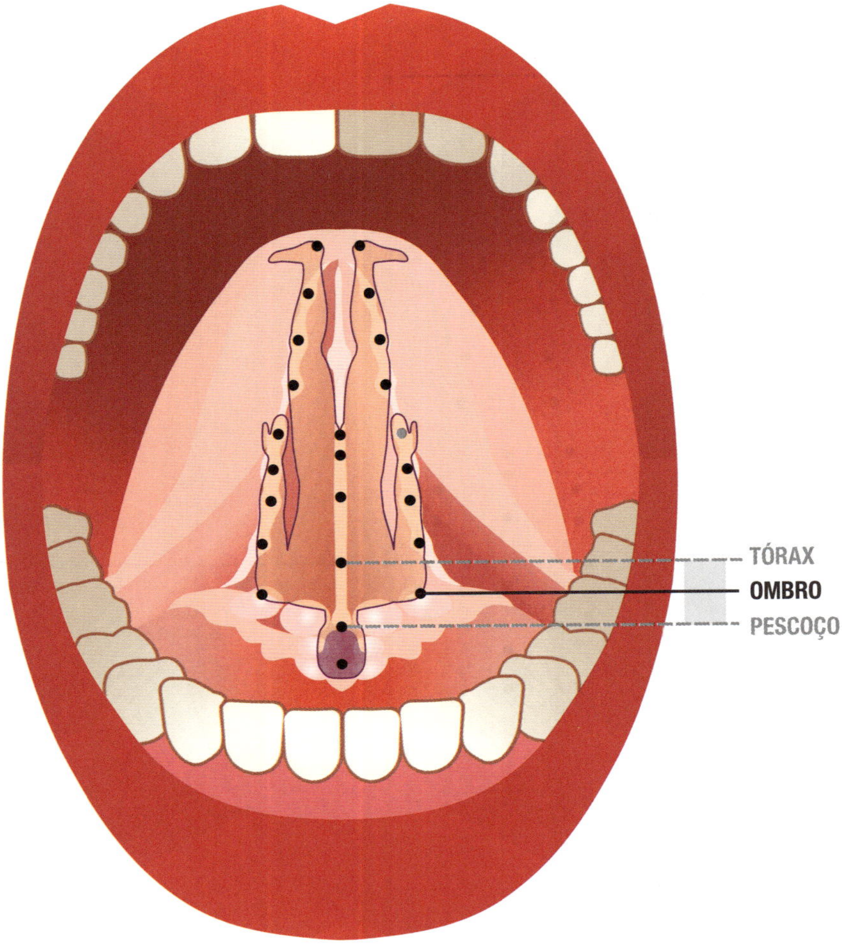

Ponto de correspondência do Ombro.

Localização: Localizados bilateralmente, aproximadamente na distância média entre os pontos do tórax e do pescoço (externos).

Indicações terapêuticas:

⇒ Sintomas de distúrbios relacionados à região dos ombros (anterior e posterior);

⇒ Paralisia, hemiplegia e parestesia;

⇒ Traumas, algia muscular etc.;

⇒ Tendinites, tendinopatias, ombralgias etc.

6.2.14. Ponto do Lábio Superior

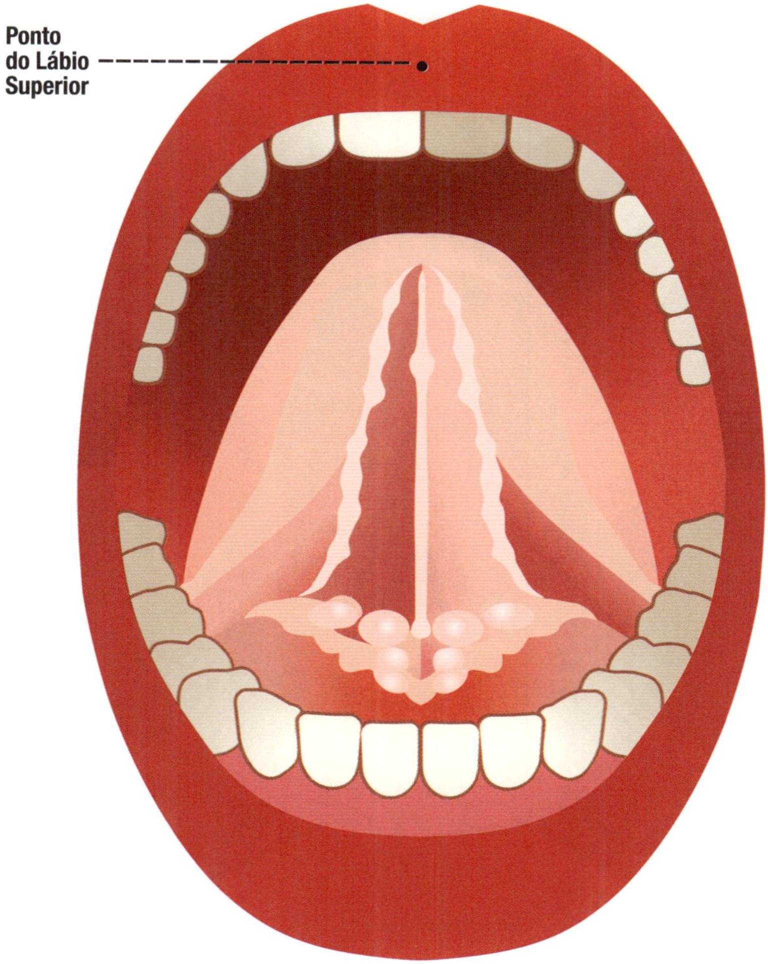

Ponto do Lábio Superior.

Localização: Localizado no centro do lábio superior.

Indicações terapêuticas:

⇒ Paralisias;

⇒ Atrofia muscular;

⇒ Lábios ressecados (hidratação e coloração);

⇒ Rugas peribucais;

⇒ Estética labial.

6.2.15. Ponto do Lábio Inferior

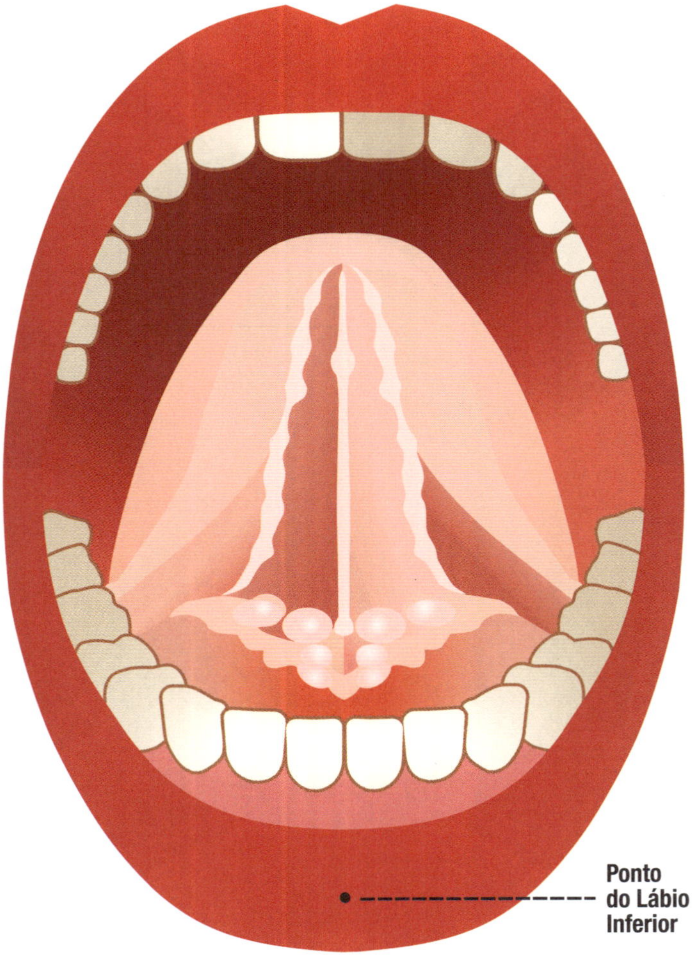

Ponto Lábio Inferior.

Localização: Localizado no centro do lábio inferior.

Indicações terapêuticas:

⇒ Paralisias;

⇒ Atrofia muscular;

⇒ Lábios ressecados (hidratação e coloração);

⇒ Rugas peribucais;

⇒ Estética labial.

6.2.16. *Xuan Zhong*

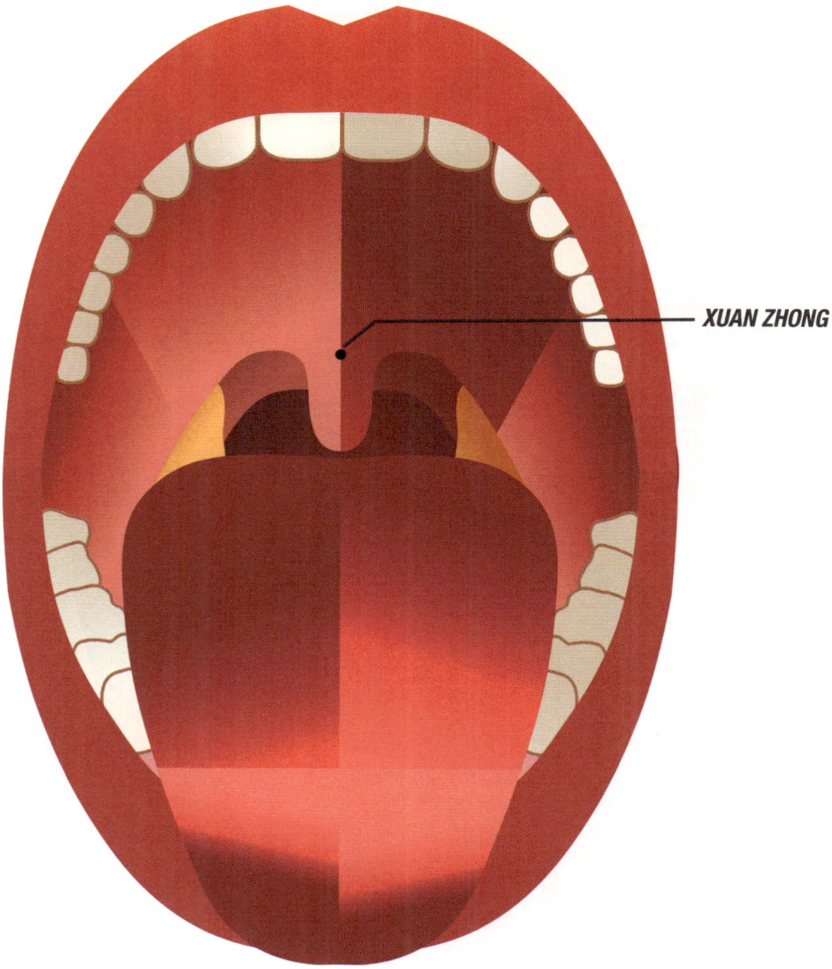

Ponto *Xuan Zhong*.

Localização: Na região central na base da Úvula (central);

Função: Provoca vômito.

Observação: Estimula-se até sentir um leve desconforto.

6.2.17. *Tian Er*

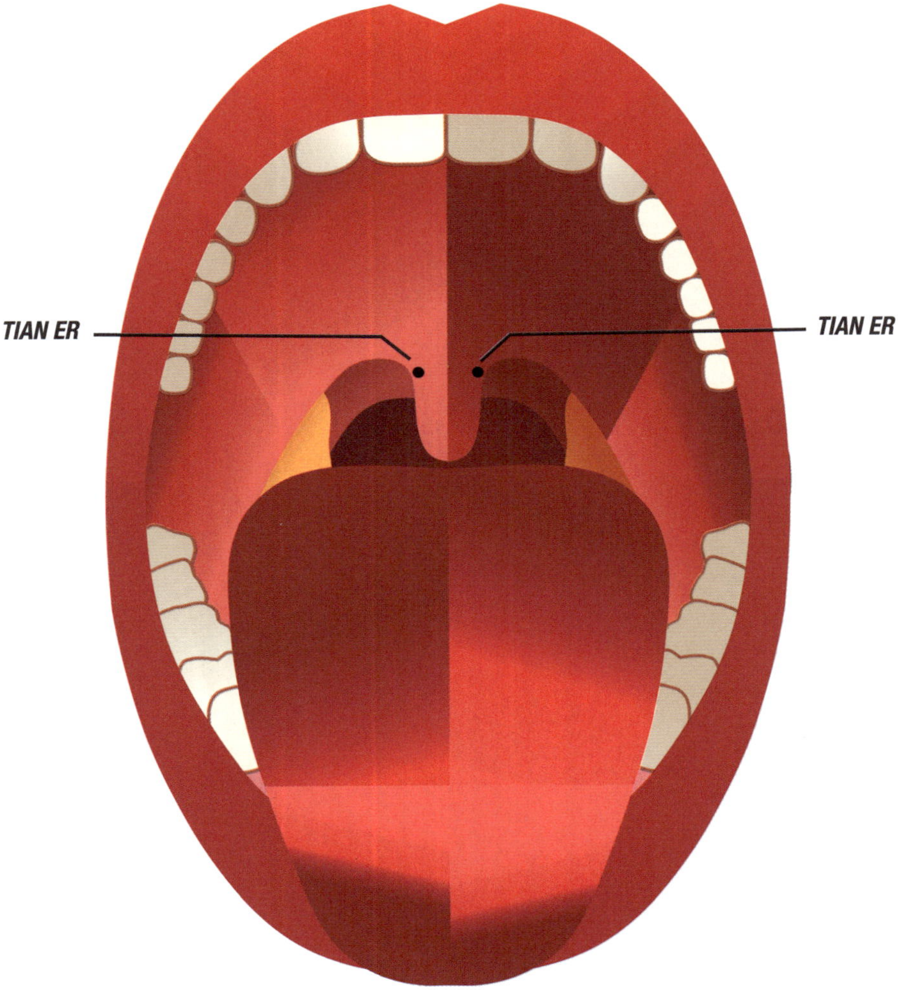

Ponto *Tian Er*.

Localização: Na região lateral da base da Úvula (bilateralmente).

Função: Tratamento de problemas da fala, voz e deglutição.

Observação: Recomenda-se provocar microssangria.

Capítulo 7

Teoria dos Wu Xing

7.1. Teoria dos *Wu Xing* – Cinco Elementos (ou Cinco Movimentos)

5 ELEMENTOS

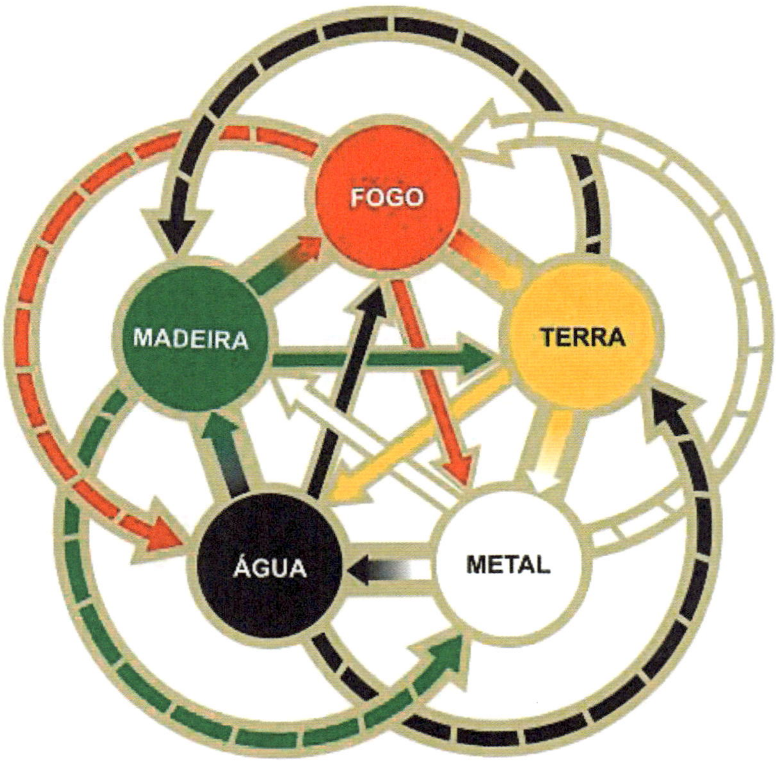

Dentro da MTC utilizamos o Conceito dos Cinco Elementos aplicados à saúde para compreendermos melhor como eliminar as doenças, seus sintomas e o quadro etiopatológico destas.

Devemos ter em mente que, apesar de nos referirmos em **termos** (nomenclatura) de órgãos e vísceras, estaremos **sempre** abordando estes pela ótica dos conceitos ENERGÉTICOS da MTC.

Cada um dos cinco elementos governa um Órgão (*Yin*) e uma Víscera (*Yang*) específicos, que, por sua vez, segundo os conceitos da MTC, são responsáveis por gerenciar uma série de **funções orgânicas** e **estruturas específicas** do corpo humano, inclusive influenciando diretamente **aspectos sutis** de nossa constituição anímica, como estados emocionais e psicológicos definidos.

Por exemplo, segundo a MCT, **cada elemento** rege um órgão e uma víscera, tem **reflexo** em um sentido correspondente, governa um determinado **sentimento** (emoção) etc. Desta forma, se analisar, por exemplo, uma pessoa com problemas de contraturas musculares, verá que, segundo a **tabela** dos cinco elementos, o elemento que está apresentando **desequilíbrio energético** é no caso a **energia de Madeira**. Esta poderá apresentar também problemas oftalmológicos e quadro emocional associado a raiva e/ou estresse.

	MADEIRA	FOGO	TERRA	METAL	ÁGUA
Órgão	Fígado	Coração	Baço/Pâncreas	Pulmão	Rim
Víscera	Vesícula B.	Int. Delgado	Estômago	Int. Grosso	Bexiga
Sentido	Visão (olhos)	Palavra (língua)	Paladar (boca)	Olfato (nariz)	Audição
Tecido	Músculo/unha	Vasos Sang.	Tec. Conjuntivo	Pele/pelos	Ossos/Cabelo
Emoção	Raiva	Alegria	Obsessão	Tristeza	Medo
Som	Grito	Riso	Canto	Choro	Gemido
Secreção	Lágrima	Suor	Saliva	Muco	Sêmen/Urina
Estação	Primavera	Verão	Meio-Verão	Outono	Inverno
Direção	Leste	Sul	Centro	Oeste	Norte
Clima Perv.	Vento	Calor	Umidade	Secura	Frio
Cor	Verde	Vermelho	Amarelo	Branco	Negro
Sabor	Azedo	Amargo	Doce	Picante	Salgado
Odor	Rançoso	Queimado	Perfumado	Carnoso	Pútrido

7.2. Ciclos de Nutrição, Dominância e Contradominância

Dentro do conceito da MTC, os cinco elementos são governados pelos ciclos de **Nutrição** e **Dominância**, que resultam na saúde quando em equilíbrio. Quando por qualquer motivo este ciclo harmônico é rompido, a saúde é afetada em seus diferentes níveis, podendo aparecer um terceiro ciclo patológico, o da Contradominância.

7.2.1. Ciclo da Nutrição

É o chamado ciclo "mãe", em que os elementos "alimentam" o elemento seguinte ("filha"), sustentando-os mutuamente.

Neste ciclo o Elemento Fogo gera a Terra (cinzas), a Terra gera o Metal (pela pressão), o Metal gera a Água (das profundezas das rochas), a Água gera a Madeira (nutrindo as raízes) e a Madeira gera o Fogo (fornecendo lenha).

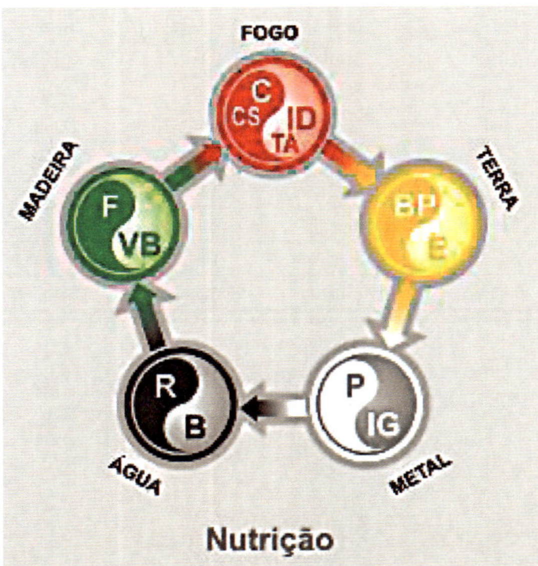

7.2.2. Ciclo do Controle (dominância)

É o chamado ciclo "avó", em que os mesmos elementos procuram "regular" o fluxo de *Qi* nos elementos sob seu controle ("neta"), para assim evitarem quaisquer excessos provocados pelo ciclo de nutrição.

Neste ciclo, o **Elemento** Fogo (avó) controla o Metal (neta) derretendo-o, o Metal controla a Madeira (cortando), a Madeira controla a Terra (perfurando-a e esgotando-a), a Terra controla a Água (drenando-a e retendo-a) e a Água controla o Fogo (apagando-o).

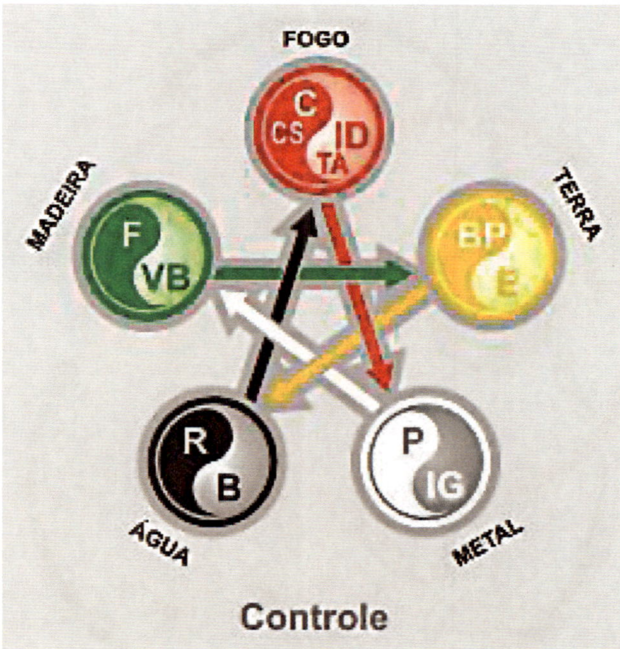

7.2.3. Ciclo da Contradominância

É um ciclo patológico, e aparece quando existe um desequilíbrio de excesso ou falta de energia dentro de um ou mais elementos. Neste ciclo o dominador (avó) pode ser inibido pelo elemento dominado (neta).

Por exemplo: a água normalmente domina o fogo, mas, se houver água em quantidade insuficiente, o fogo passa a contradominar e a inibi-la.

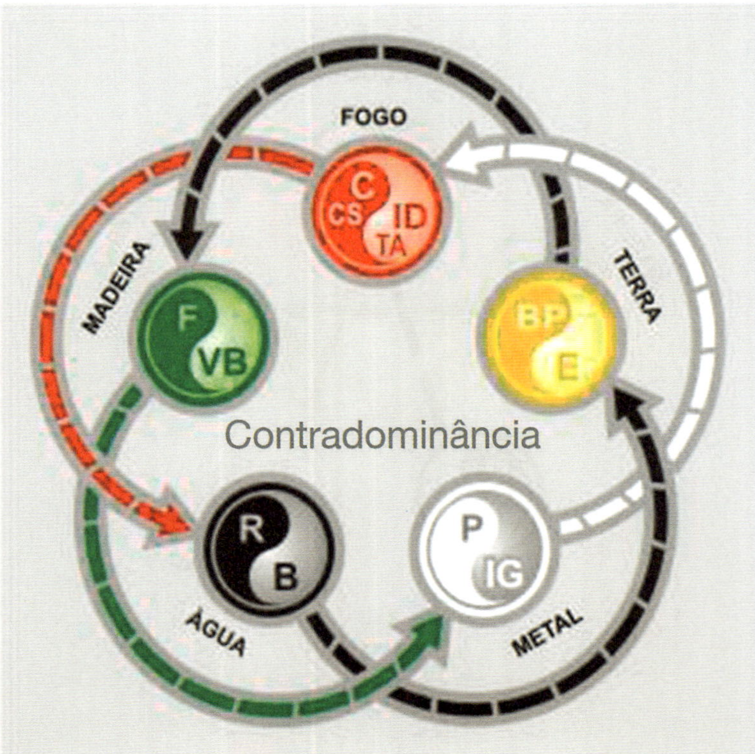

Capítulo 8

Teoria dos Órgãos Zang e Fu

8.1. Teoria dos Órgãos *Zang* e *Fu*

Zang e *Fu* – Órgãos e Vísceras

Como estudamos, dentro do conceito da MTC, cada um dos cinco elementos governa uma série de funções e estruturas.

Cada um dos cinco elementos governa um órgão e uma víscera (dentro do paradigma da MTC).

Os órgãos, dentro da MTC, recebem o nome de **órgãos *Zang*** e se caracterizam por possuir uma estrutura compacta e maciça e, por isso, são classificados como órgãos de natureza *Yin*.

As vísceras, dentro da MTC, recebem a nomenclatura de **órgãos *Fu***, e têm por característica apresentarem estrutura "oca" e vazia, e por isso, são classificados como órgãos de natureza *Yang*.

Como vamos observar, cada órgão *Zang* e *Fu* é responsável direto pelo gerenciamento de inúmeras funções específicas e o desequilíbrio se manifesta em locais específicos.

Capítulo 9

Localização dos Órgãos Zang e Órgãos Fu no sistema ShéZhen

9.1. Localização dos Órgãos *Zang* e Órgãos *Fu* no sistema ShéZhen

Os pontos ou áreas correspondentes aos órgãos *Zang* e *Fu*, da medicina chinesa, foram localizados pelo Dr. Sun, na superfície superior da língua.

O primeiro ponto de referência é o ponto da Linha Dental.

Este ponto é facilmente localizado, bastando projetar a língua para fora da boca, e observar onde os dentes frontais se localizam.

O ponto é encontrado logo abaixo da ponta dos dentes frontais da arcada superior, na linha central que divide a língua em sua largura.

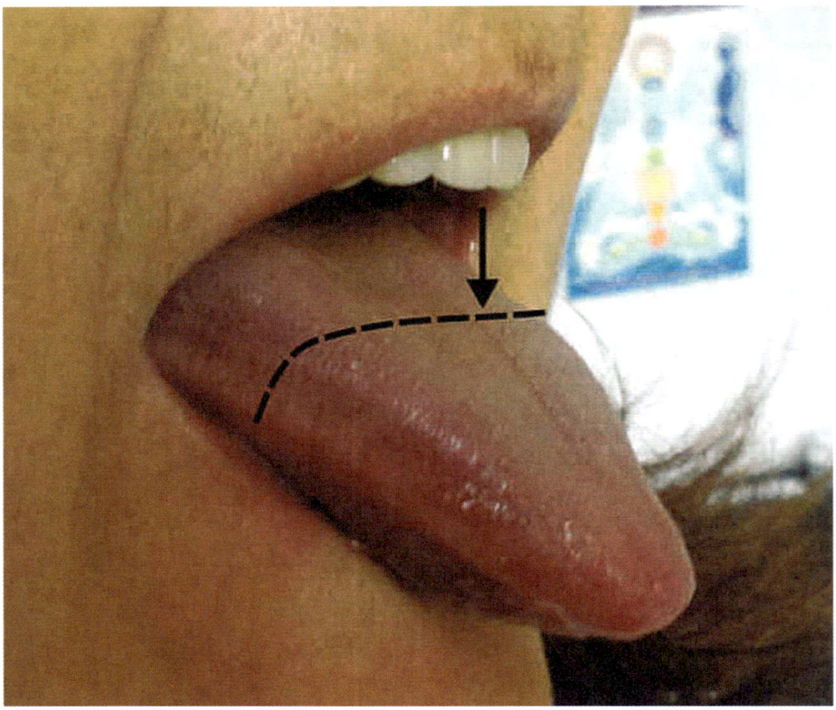

Linha dental (LD) em tracejado, logo abaixo dos dentes da arcada superior.

9.1.1. Intestino Delgado (ID)

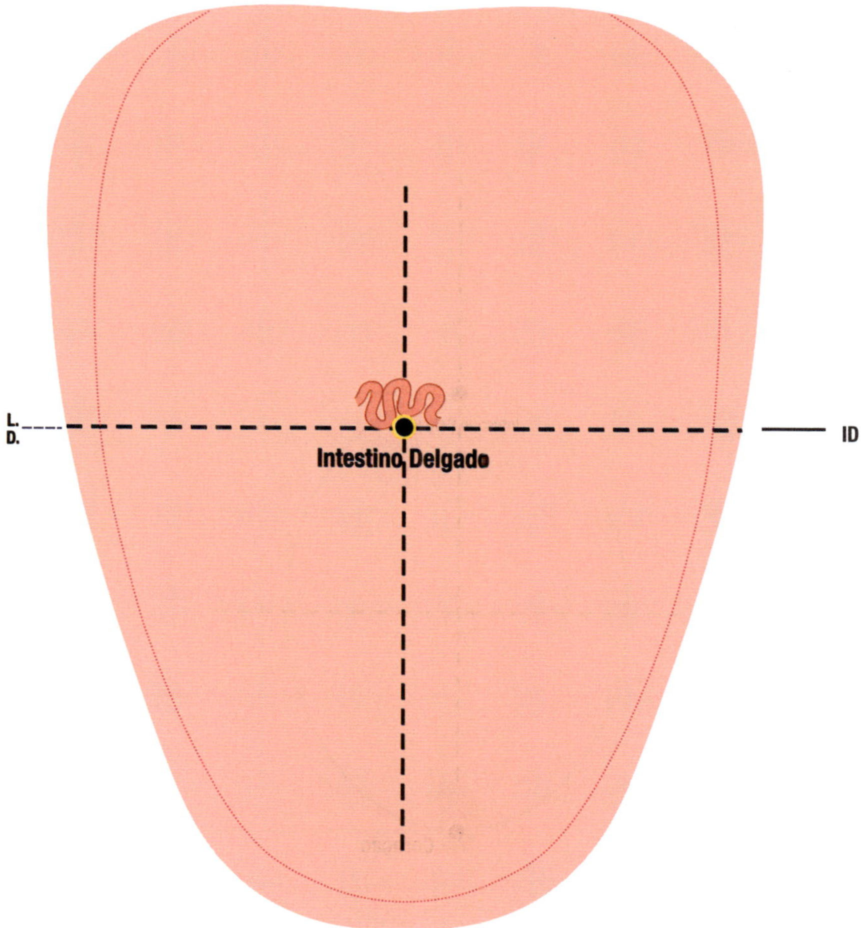

Localização: Na linha central da língua, logo abaixo da linha dos dentes (linha dental).

Localização anatômica: Liga-se ao estômago em sua porção superior e ao intestino grosso, em sua porção inferior.

Funções fisiológicas: Digerir e absorver nutrientes.

Funções energéticas: Produzir o sangue (*Xue*), separar o puro do turvo.

Obs.: Cefaleia, constipação e diarreia são características de disfunção da energia deste órgão.

9.1.2. Coração (C)

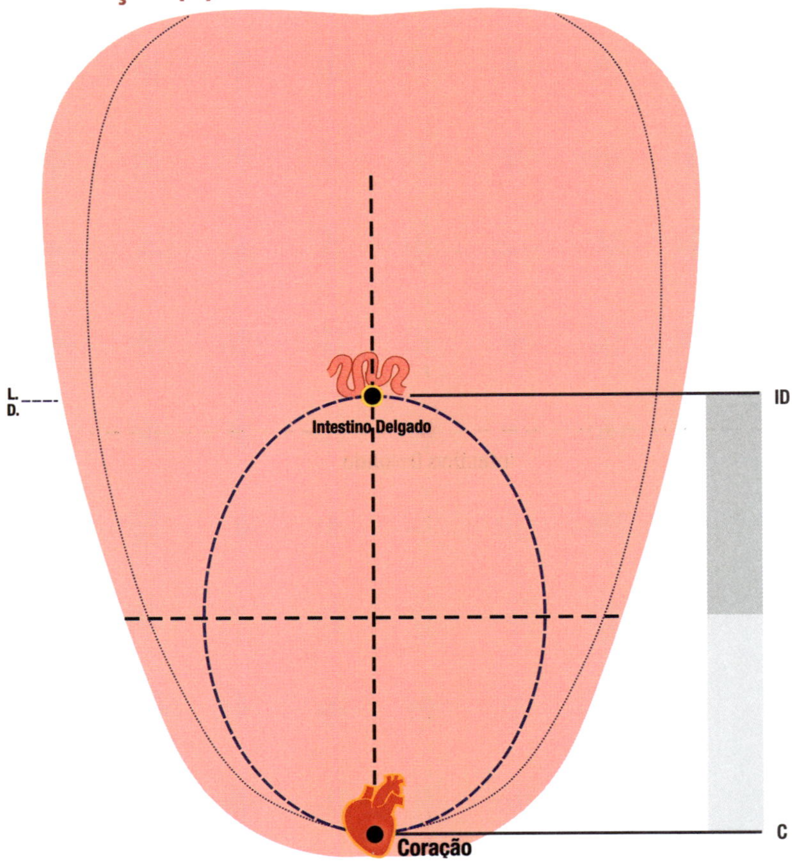

Localização: Na extremidade distal (ponta) na linha central da língua.

Localização anatômica: Tórax.

Funções fisiológicas: Controlar o fluxo do sangue e os vasos sanguíneos.

Funções energéticas: Controla as atividades mentais (*Shen*), alegria e ansiedade.

Ponto de reflexo: Maçã do rosto.

Ponto de abertura: Língua.

Dica: Ponto usado no sistema ShéZhen para o tratamento de sintomas de algias em geral, arritmias e cardiopatias.

9.1.3. Estômago (E)

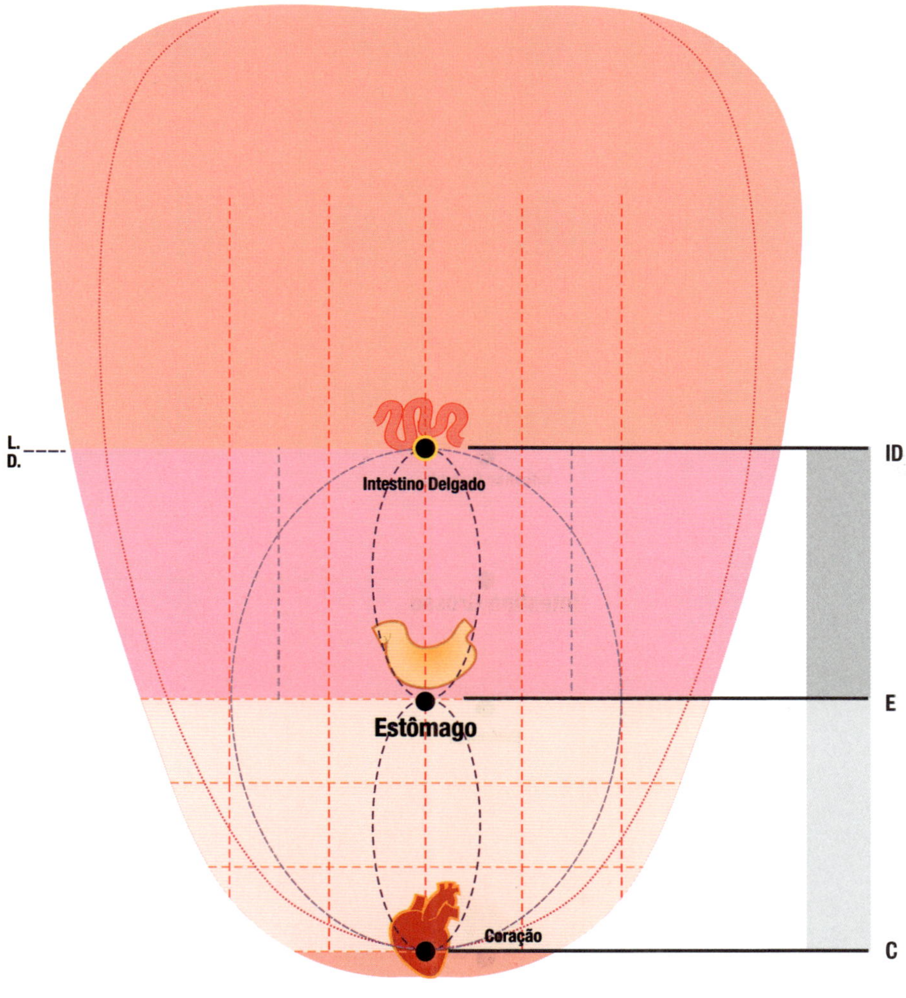

Localização: Abaixo do diafragma, no centro do abdômen superior.

Localização anatômica: Aquecedor Médio.

Funções fisiológicas: Digestão (receber os alimentos e líquidos).

Funções energéticas: Absorver o *Qi* dos nutrientes, mantém a VIDA após o nascimento, junto de BP (difusão do KI).

Obs.: Diz-se que quando se acaba o KI do estômago, a vida se acaba (*Yuan Qi*).

9.1.4. Intestino Grosso (IG)

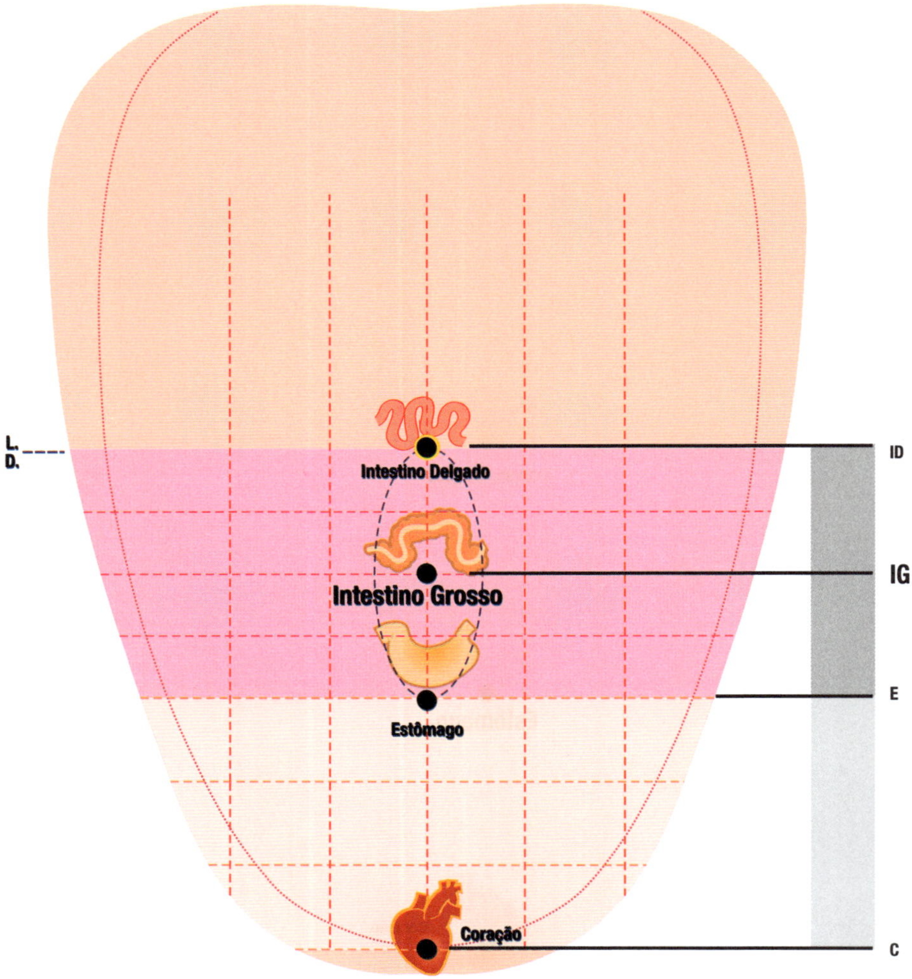

Localização: Liga-se em sua porção superior ao intestino delgado e em sua extremidade ao ânus.

Funções fisiológicas: Transmitir os alimentos, digeridos e excretá-los, absorver os líquidos.

Funções energéticas: Transporte do KI e eliminação de impurezas.

9.1.5. Pulmão (P)

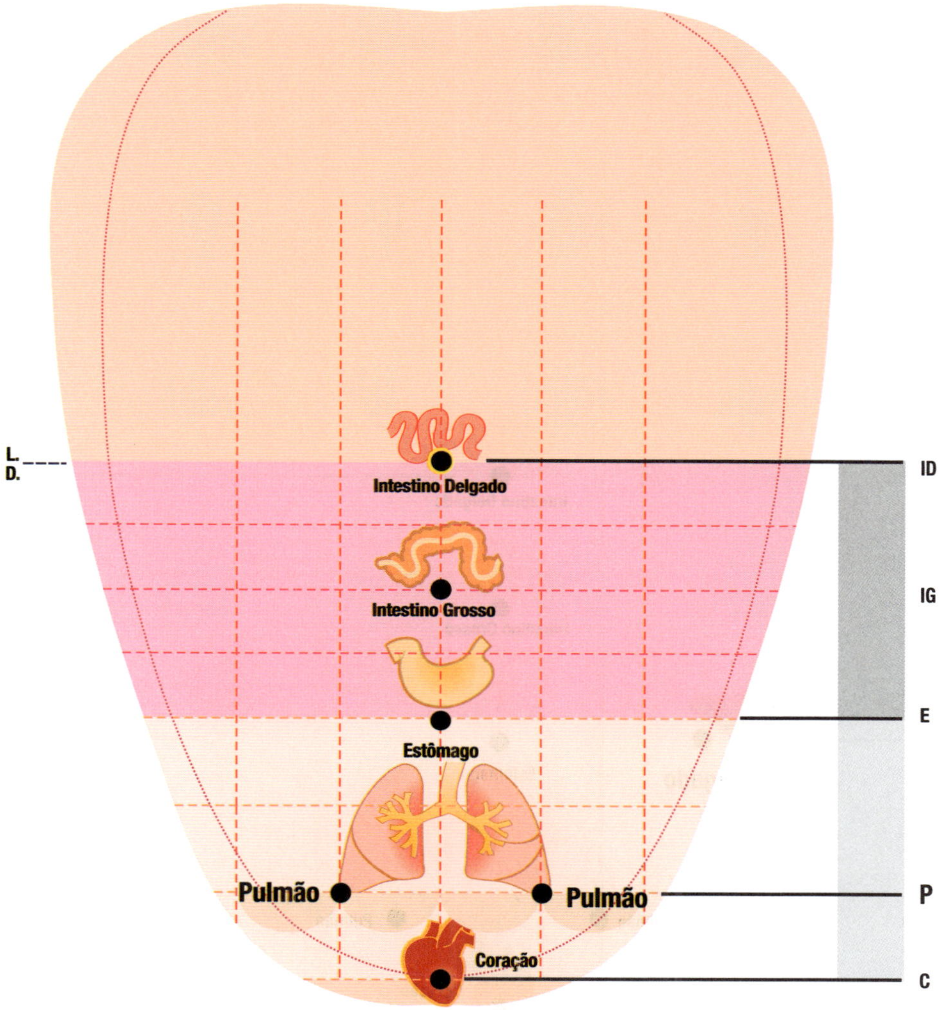

Localização anatômica: Caixa torácica.

Funções fisiológicas: Aparelho respiratório e pele.

Funções energéticas: Controlar a entrada, purificação, difusão e descida do KI e comunicar e regular as vias das águas (líquidos).

Ponto de reflexo: Pele e pelos do corpo.

Abertura: Nariz.

9.1.6. Fígado (F)

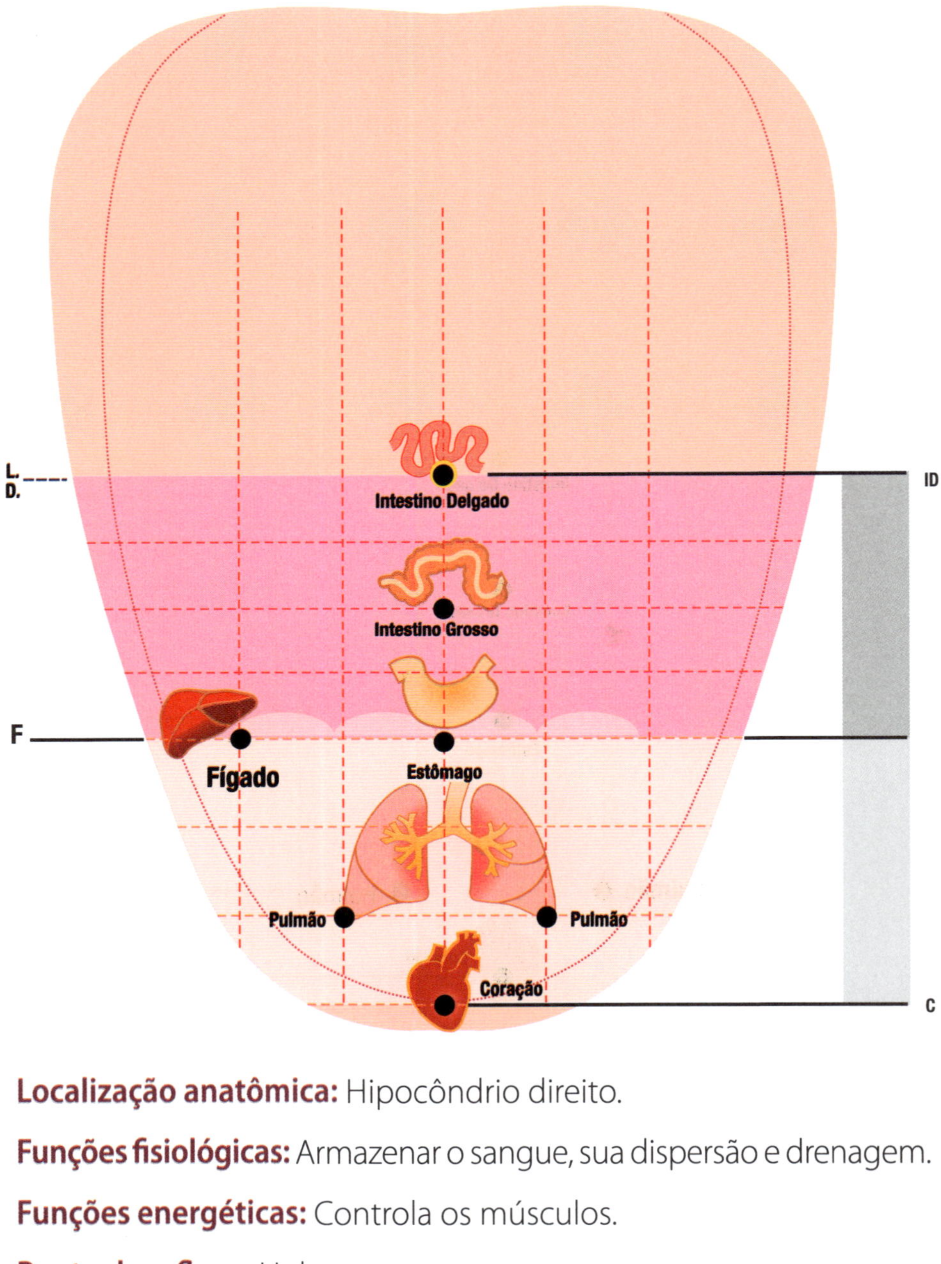

Localização anatômica: Hipocôndrio direito.

Funções fisiológicas: Armazenar o sangue, sua dispersão e drenagem.

Funções energéticas: Controla os músculos.

Ponto de reflexo: Unhas.

Abertura: Olhos (visão).

9.1.7. Baço (BP)

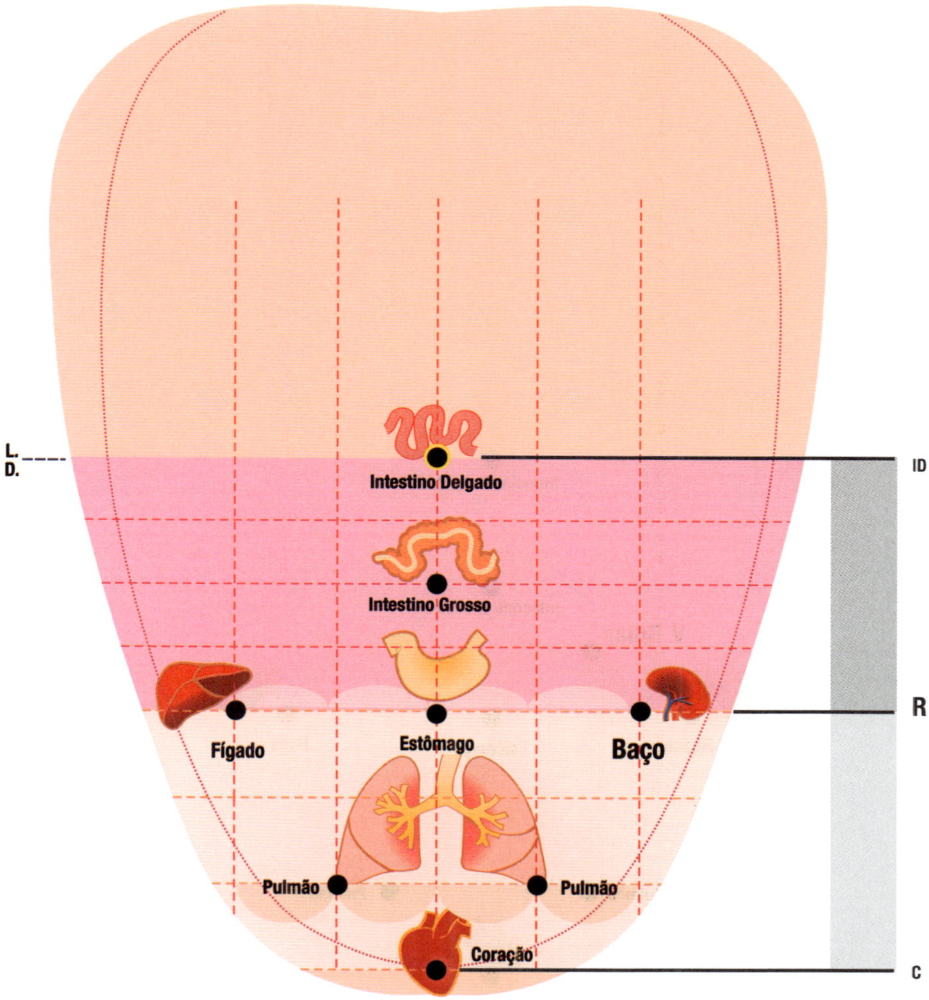

Localização anatômica: Hipocôndrio Esquerdo.

Funções fisiológicas: Transporte e transformação de nutrientes.

Funções energéticas: Controlam os tendões e ligamentos, músculos dos membros e do sangue.

Ponto de reflexo: Lábios.

Abertura: Boca.

9.1.8. Vesícula Biliar (VB)

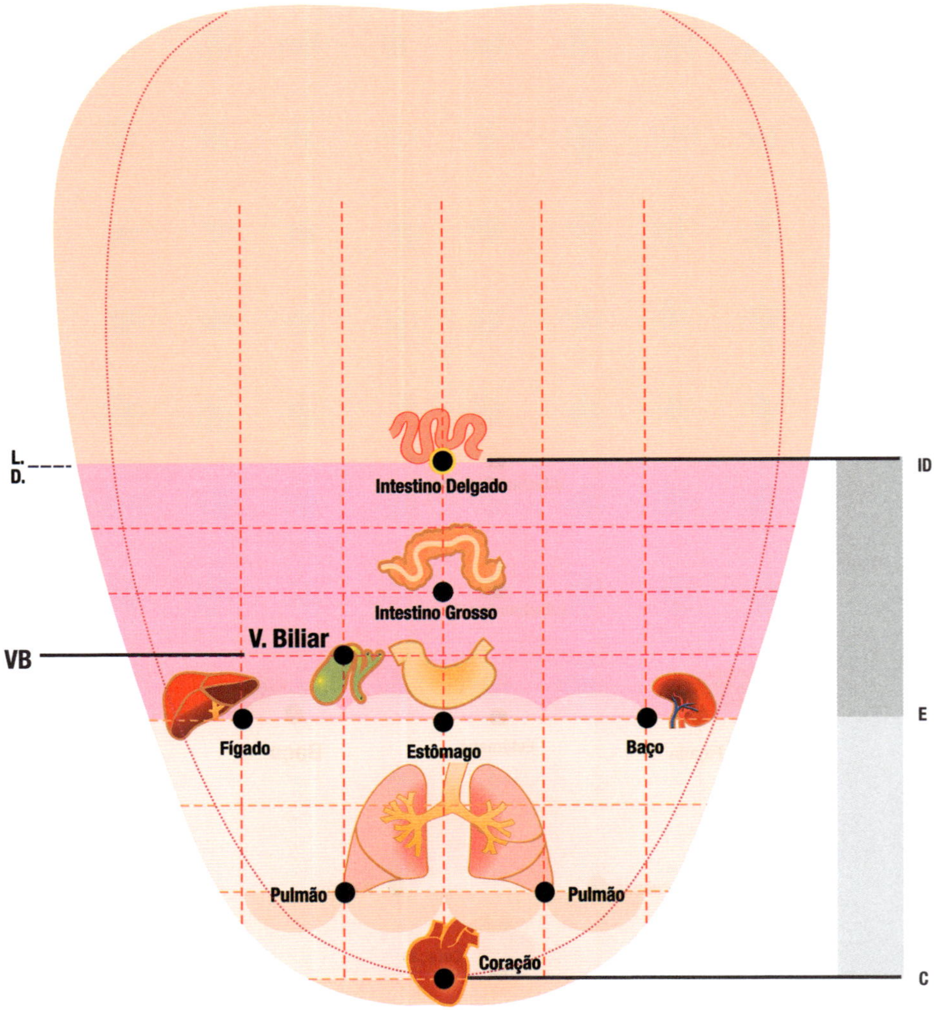

Localização anatômica: Ligado ao Fígado na porção inferior.

Funções fisiológicas: Armazena Bile, auxilia na digestão dos alimentos.

Funções energéticas: Controla todas as atividades EMOCIONAIS.

Obs.: Terror, insônia, insegurança são sintomas do desequilíbrio energético desta víscera.

9.1.9. Pâncreas

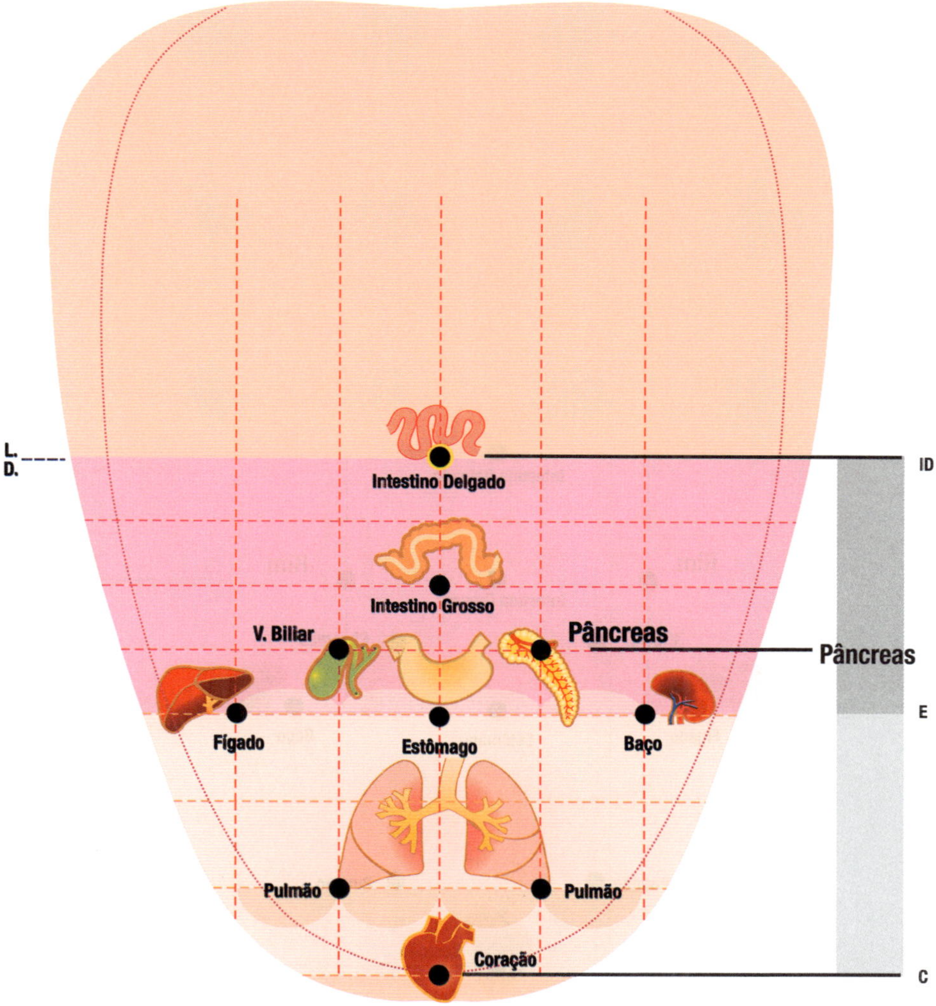

Localização: Hipocôndrio esquerdo.

Funções fisiológicas: Metabolismo do açúcar no sangue.

9.1.10. Rins (R)

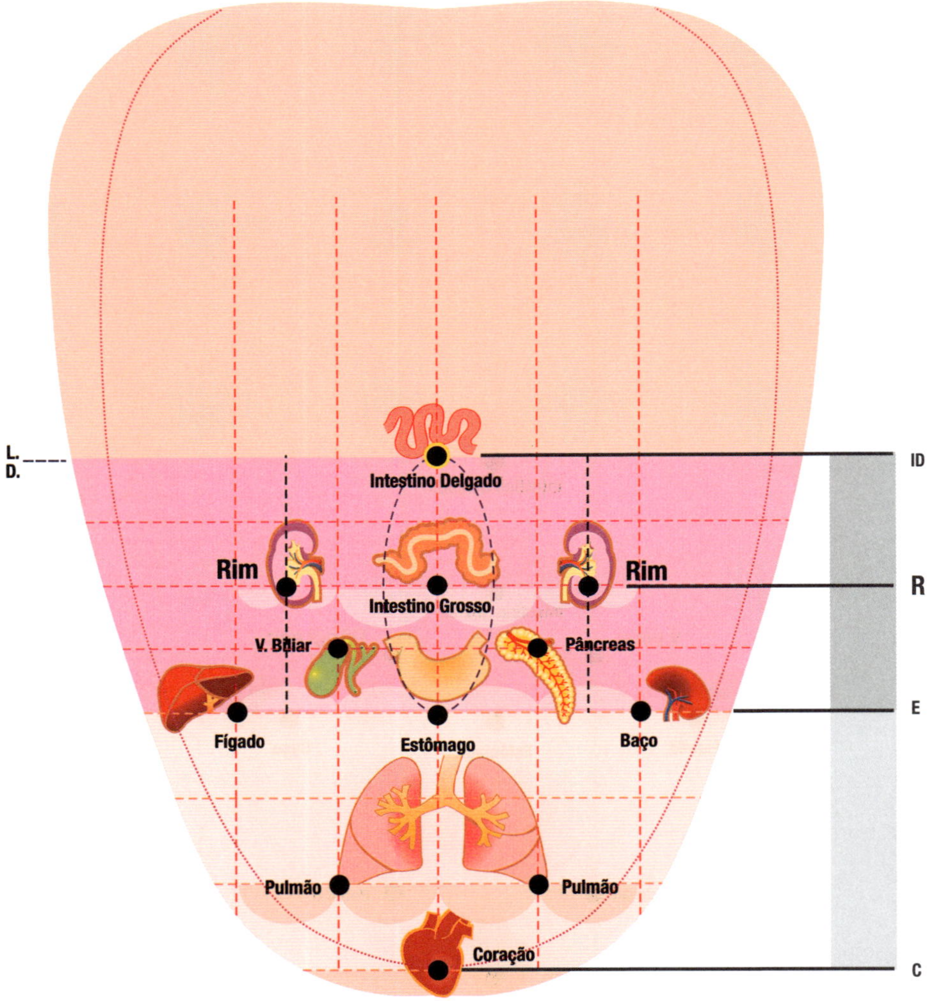

Localização: Aquecedor inferior.

Funções fisiológicas: Filtrar as impurezas.

Funções energéticas: Controlar os líquidos, os ossos, gerar a medula e nutrir o cérebro; receber o KI dos pulmões; é a morada da Essência (*Jing*).

Ponto de reflexo: Cabelos, ossos e articulações.

Abertura: Orelhas, ânus e órgãos urogenitais.

9.1.11. Bexiga (B)

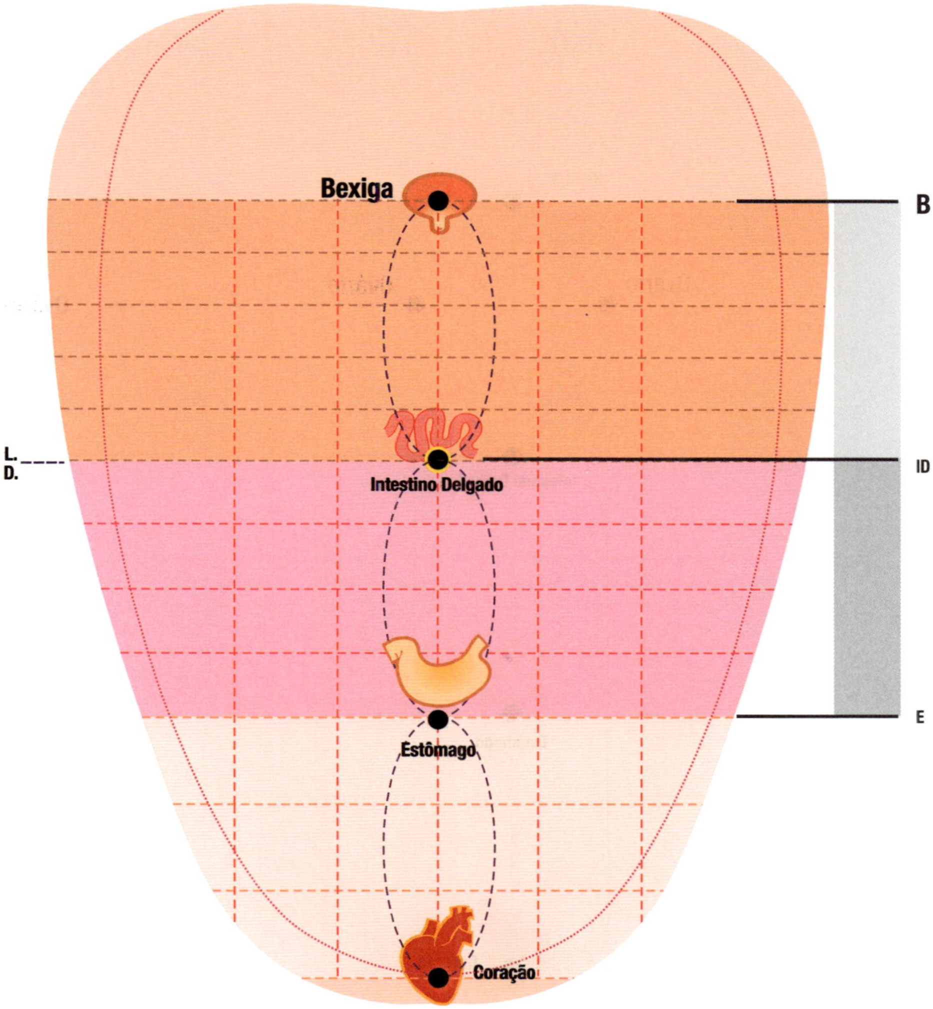

Localização: Aquecedor inferior.

Funções fisiológicas: Acumular urina e eliminá-la.

Funções energéticas: Transformação da urina e eliminação.

Obs.: Problemas sexuais, frigidez, impotência, endometriose, miomas etc.

9.1.12. Ovários

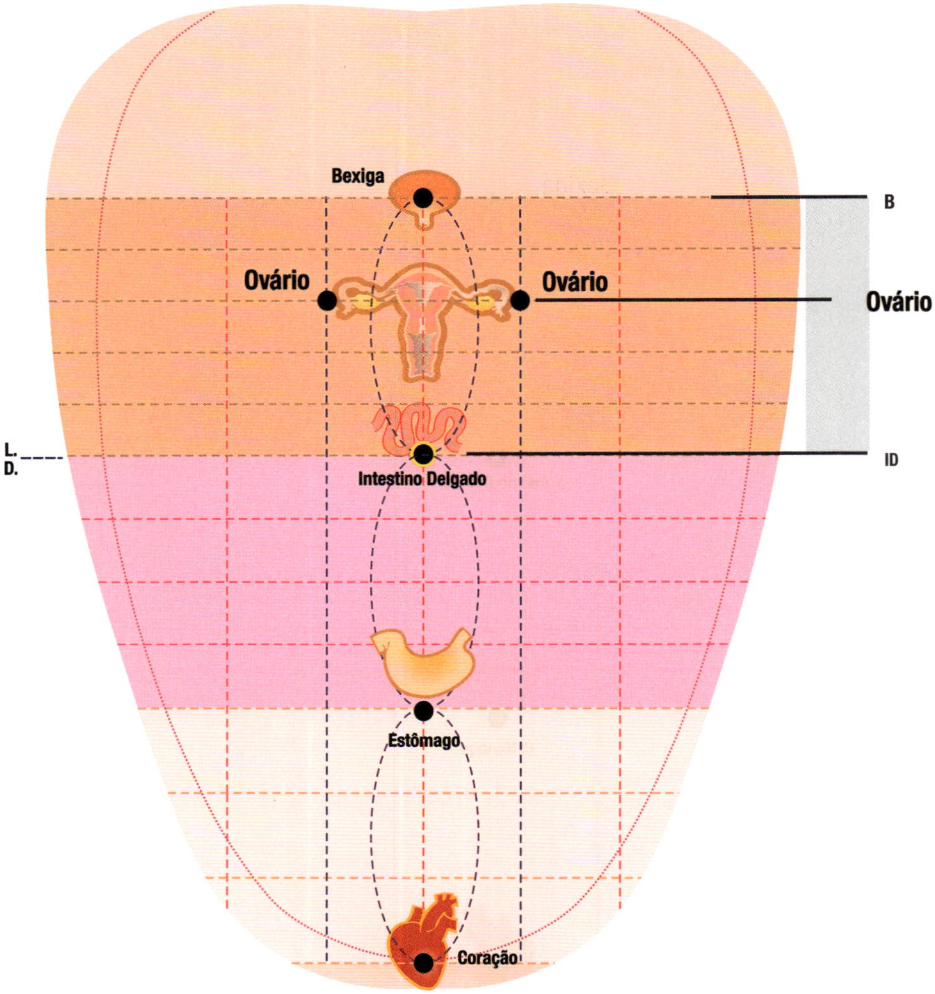

Localização: Aquecedor inferior.

Funções fisiológicas: Produção dos óvulos, hormônios, reprodução.

9.1.13. Útero

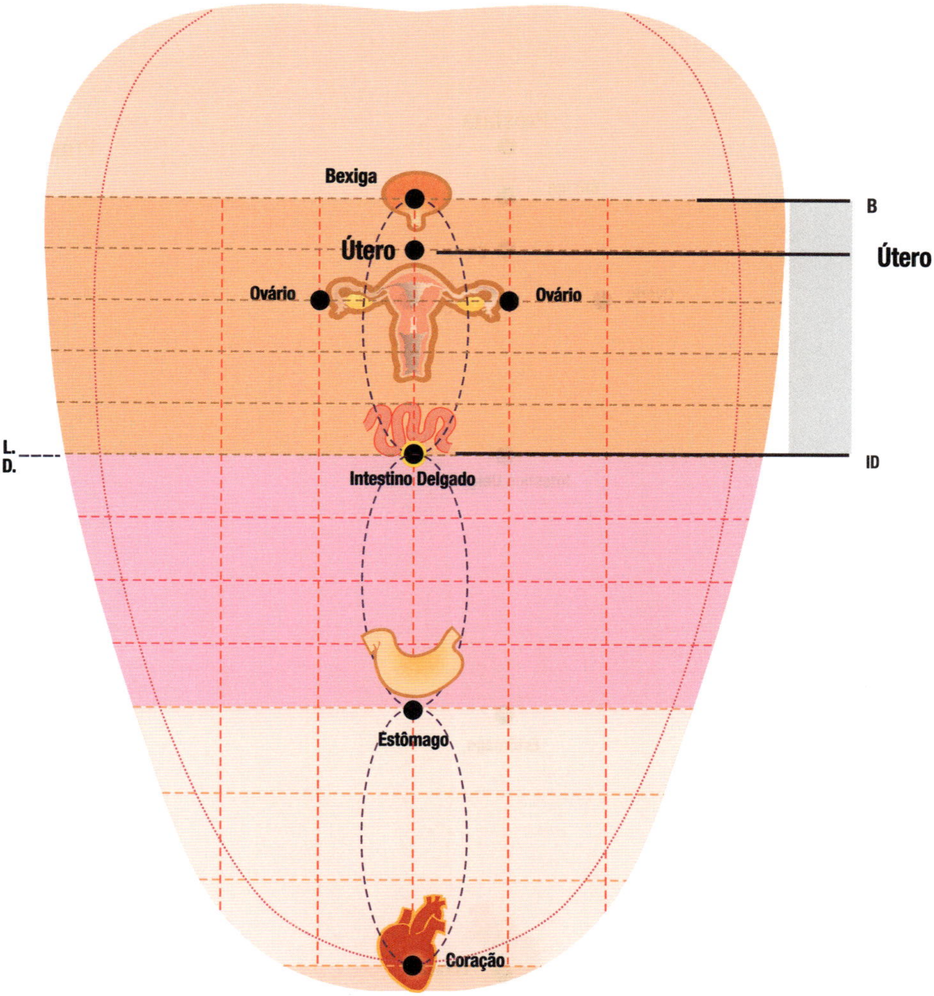

Localização: Aquecedor inferior.

Funções fisiológicas: Aparelho reprodutor.

9.1.14. Próstata

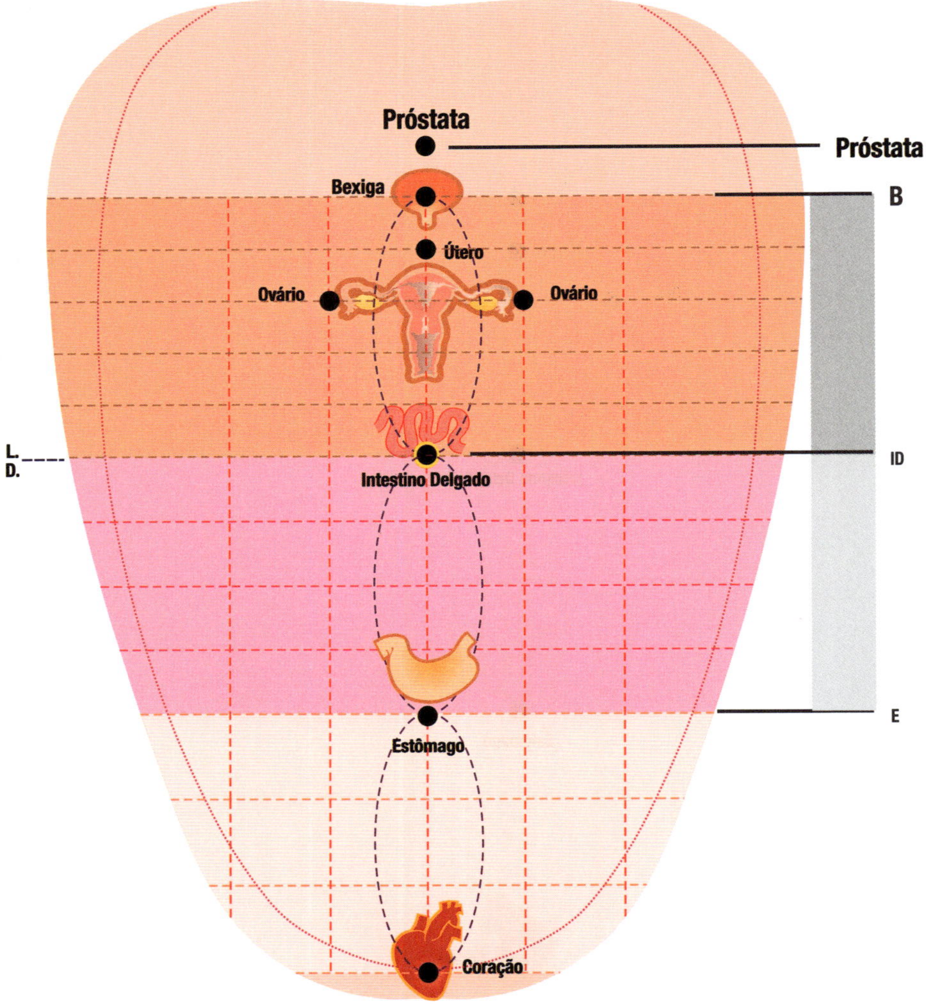

Localização: Aquecedor inferior.

Função: Aparelho reprodutor masculino.

9.2. Novos pontos (Prof. Enómoto)

Estes pontos apresentados fazem parte das pesquisas pessoais do Prof. Enómoto e constituem os pontos que faltavam no trabalho original do Dr. Sun.

São os pontos de correspondência do Triplo Aquecedor (*San Jiao*), e Pericárdio (*Xin Bao*), e têm reflexo nos pontos *Xu* Dorsais (*Bei Shu Xue*).

9.2.1. Triplo Aquecedor (FA)

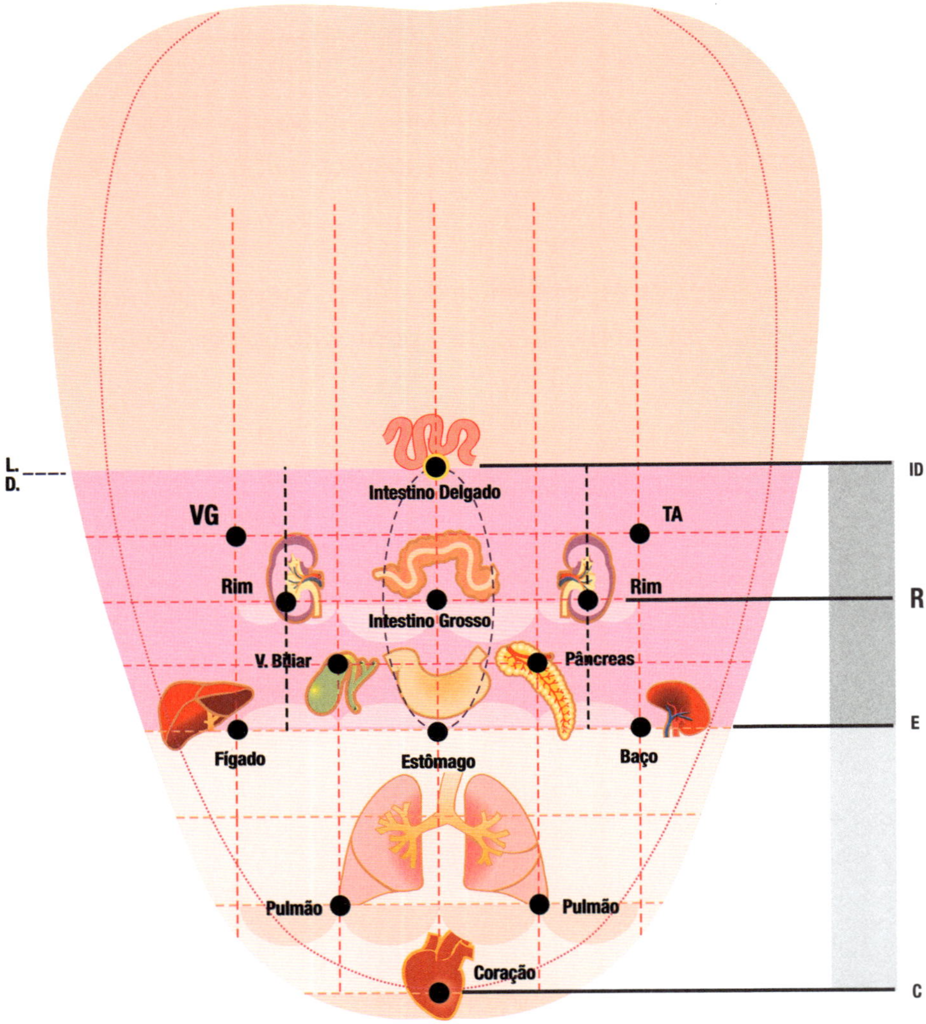

Localização: É constituído pela junção de três aquecedores: Aquecedor Superior, na região do tórax; Aquecedor Médio, na região epigástrica e o Aquecedor Inferior, na região do baixo abdômen.

Funções fisiológicas: Equilibrar o metabolismo.

Funções energéticas: Controlar o transporte do KI, líquidos e substâncias essenciais por todo o organismo.

9.2.1. Pericárdio (PC)

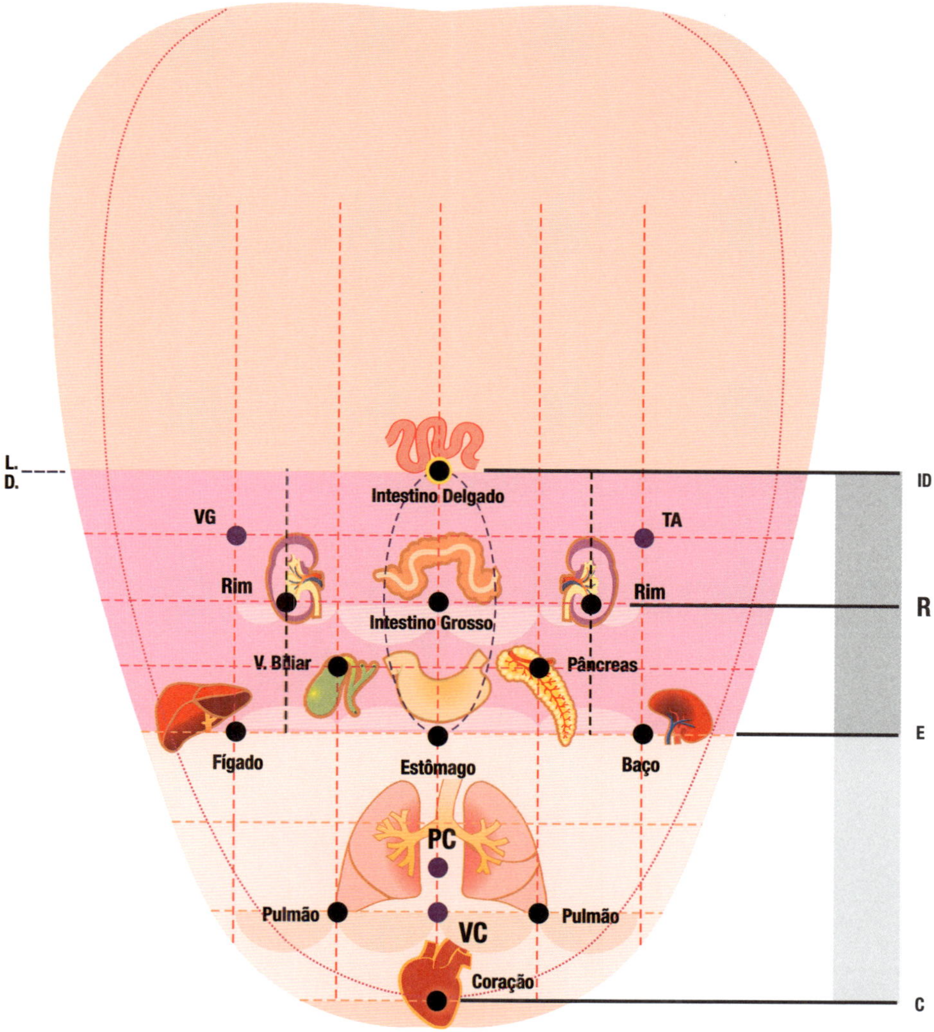

Localização anatômica: Região do tórax, é a membrana que reveste e protege o coração.

Funções energéticas: Protege o coração, é o filtro das emoções e da consciência.

Capítulo 10

Técnicas de Sedação e Tonificação no Sistema ShéZhen

10.1. Técnicas de Sedação e Tonificação no Sistema ShéZhen

Dentro do contexto da acupuntura energética, os sintomas das doenças podem ser gerados pelo excesso ou deficiência da circulação do *Qi* pelos canais de energia dos órgãos e vísceras.

Para regular e restabelecer o fluxo de energia *Qi* dentro destes canais energéticos, é necessário realizar uma boa avaliação deste fluxo.

Após a anamnese energética estabelecida, deve-se aplicar, segundo análise, as técnicas de sedação ou tonificação da energia *Qi* dentro dos canais (meridianos da acupuntura) por meio dos pontos da acupuntura ShéZhen.

10.1.1.

Quando há um excesso de circulação de energia *Qi* em um determinado órgão *Zang* ou *Fu*, recomenda-se aplicar as técnicas de Sedação.

10.1.2.

Quando há uma deficiência de circulação de energia *Qi* em um determinado órgão *Zang* ou *Fu*, recomenda-se aplicar as técnicas de Tonificação.

As manipulações dentro da técnica do sistema ShéZhen são muito simples e devem ser aplicadas sempre suavemente, sem a inserção da agulha na língua.

Quando corretamente aplicada, o cliente sente uma sensação de leveza e bem-estar após a sessão.

10.2.1.

Para sedar: Rotação no sentido anti-horário (Rotação de 6 a 8 vezes – *Yin*) ou provocar leve sangria (rápida e superficial).

10.2.2.

Para tonificar: Rotação no sentido horário (Rotação de 3 a 9 vezes – *Yang*) ou tocar lenta e suavemente.

Obs.:

Na técnica de estímulo por rotação, a amplitude do movimento deve ser leve e curta.

Capítulo 11

Protocolo de Tratamento no Sistema ShéZhen

11.1. Protocolo de tratamento

⇒ **1º.** Tratar a causa energética (*Zang/Fu*);
⇒ **2º.** Tratar pela correspondência (reflexo/sintomatológico);
⇒ **3º.** Sistema Nervoso (observar as veias e vasos e a base da língua);
⇒ **4º.** Observar revestimento, forma, cor e veias.

Observar:

⇒ Em casos de dores, avaliar quais meridianos passam pelo local;
⇒ Em casos de excesso de energia, aplicar microssangria;
⇒ Um ponto possui várias funções;
⇒ A presença na língua de sintomas de dor, coceira ou úlceras indicam presença de calor patógeno associado ao Coração (recomendação: microssangria).

Capítulo 12

Diagnose Visual do Sistema ShéZhen

12.1. Diagnose Visual do Sistema ShéZhen

Como em qualquer prática terapêutica, é necessário saber identificar as áreas a serem aplicadas as técnica de tratamento.

No sistema ShéZhen, dá-se muita atenção às áreas na superfície da língua que apresentem quaisquer alterações.

Estas alterações podem se apresentar nas formas de:
⇒ Papilas protusas;
⇒ Alteração pigmentar;
⇒ Alteração da vascularização;
⇒ Alteração na textura da superfície da língua.

Dependendo da área que apresentar algumas destas alterações, estas podem indicar a presença de algum sintoma de disfunção do órgão relacionado.

A presença de algum destes sinais pode indicar, dependendo da região da superfície da língua em que se encontrarem, disfunções energéticas nos órgãos ou membros correspondentes.

12.1.2. Papilas Protusas

As Papilas Protusas são estruturas que se destacam pela sua dimensão e volume maior que o normal.

A presença delas podem indicar um sintoma de excesso de circulação de energia *Qi*, também sintoma de processos inflamatórios relacionados às áreas mapeadas do sistema ShéZhen.

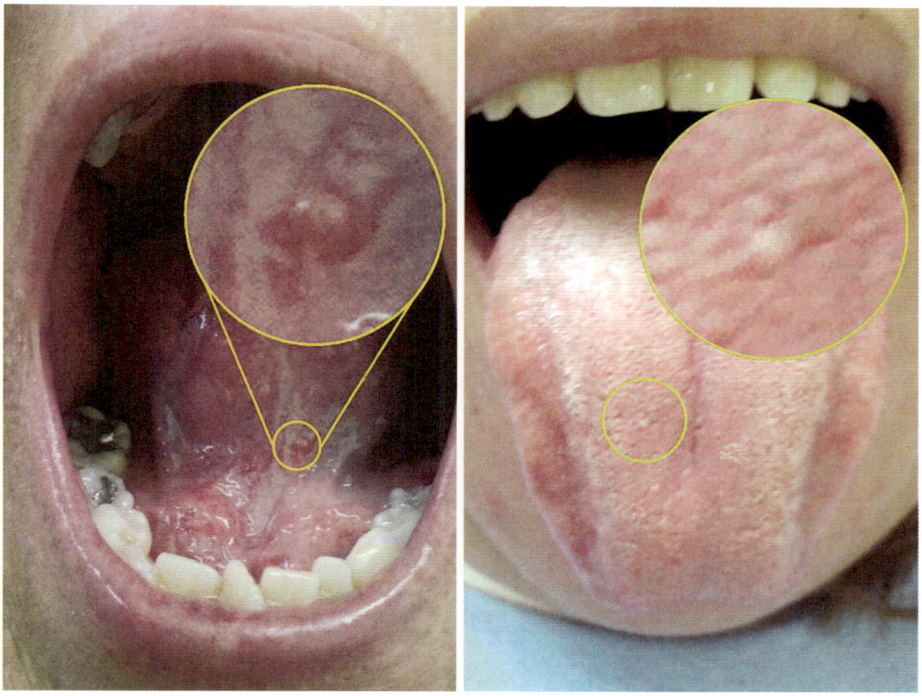

Na figura da direita (superfície inferior da língua) aparece uma PP na área correspondente à região do trapézio.

12.1.3. Alterações pigmentares

As alterações pigmentares referem-se às manchas que podem aparecer na superfície da língua, e podem indicar fragilidade bioenergética no organismo, de acordo com a região em que aparecem na língua.

Podem se apresentar como alterações pigmentares em tom avermelhado, esbranquiçado (pálido), manchas arroxeadas ou amareladas.

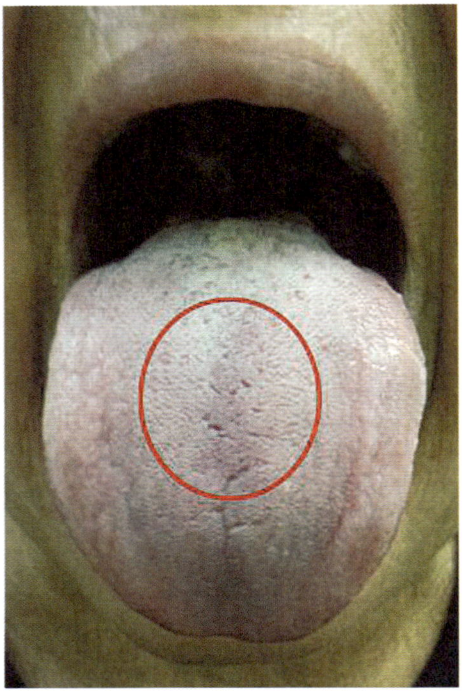
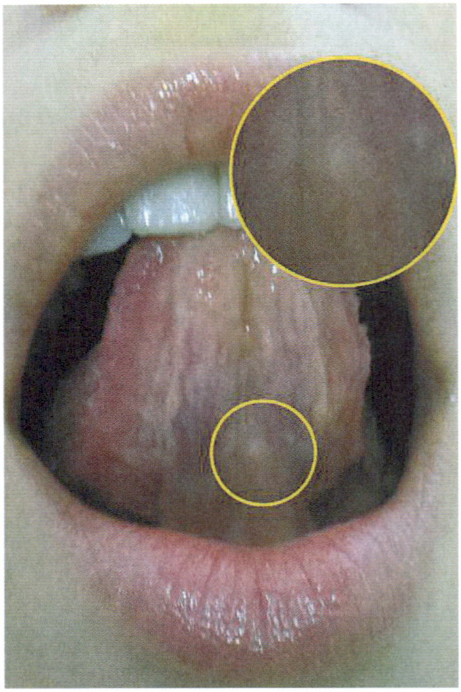

Na foto à esquerda, na superfície superior da língua, mancha levemente arroxeada nas regiões correspondentes às áreas do ID e E.

Na foto à direita, na superfície inferior da língua, mancha amarelada na região de correspondência da escápula e coluna torácica.

12.1.4. Alterações Vasculares

As alterações vasculares referem-se às alterações nos vasos sublinguais, que podem indicar estados da circulação da energia sanguínea pelos canais e pelos órgãos *Zang* e *Fu*.

Estas alterações podem aparecer nos vasos sublinguais com coloração arroxeada, escarlate, dilatadas ou com o aparecimento de sinais semelhantes a pequenas petéquias nas bordas da superfície inferior da língua.

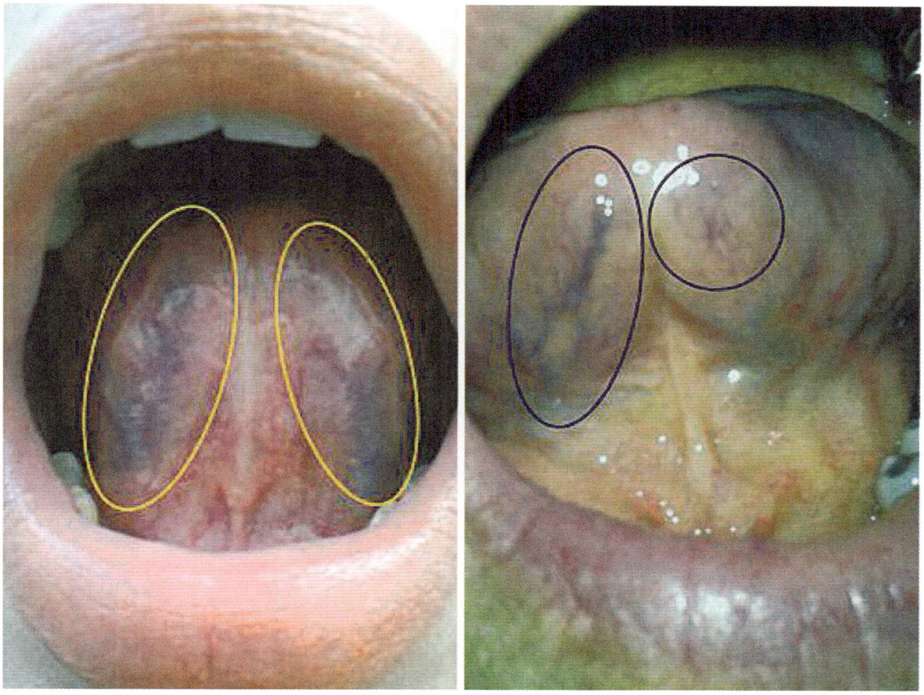

Na foto à esquerda, na superfície inferior da língua, podemos observar vasos na região correspondente aos membros superiores e inferiores.

Na foto à direita, na superfície inferior da língua, aparecem vasos e petéquias nas áreas de correspondência com os membros inferiores e outro na área de correspondência do pé.

12.1.5. Alterações na Textura

As alterações na textura referem-se a mudanças na textura das papilas na superfície superior da língua e podem indicar desequilíbrio na circulação da energia *Qi*, pelos órgãos *Zang* e *Fu* correspondentes às áreas em que estas se apresentem.

Estas alterações podem se apresentar na forma de pequenas erosões na camada das papilas, e/ou de estruturas papilares edemaciadas (inchaços) em relação à área circunvizinha.

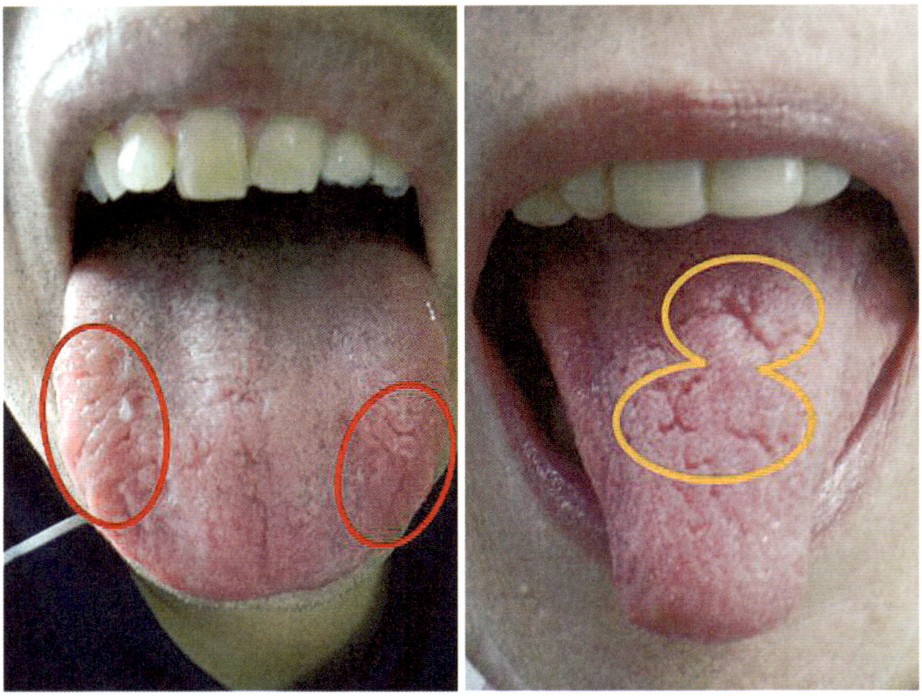

Na foto à esquerda, na superfície superior da língua, aparece dilatações nas regiões correspondentes às áreas do F e BP.

Na foto à direita, na superfície superior da língua, aparecem marcas de erosão nas regiões correspondentes às áreas do VB, Pâncreas e R.

12.2. Alterações dos sinais após o tratamento

Além da melhora dos sintomas, também podemos comprovar, quase imediatamente, alterações nos sinais patológicos na superfície da língua após a aplicação do estímulo terapêutico correto da técnica SheZhen.

Estas alterações dos padrões patológicos após o tratamento podem ser visualmente acompanhadas, e indicam a efetividade e progresso na melhora do quadro da circulação da energia *Qi* e a melhora dos sintomas, indicando o seu sucesso.

12.2.1. Caso de sintoma de algia na região da escápula e vértebras torácicas

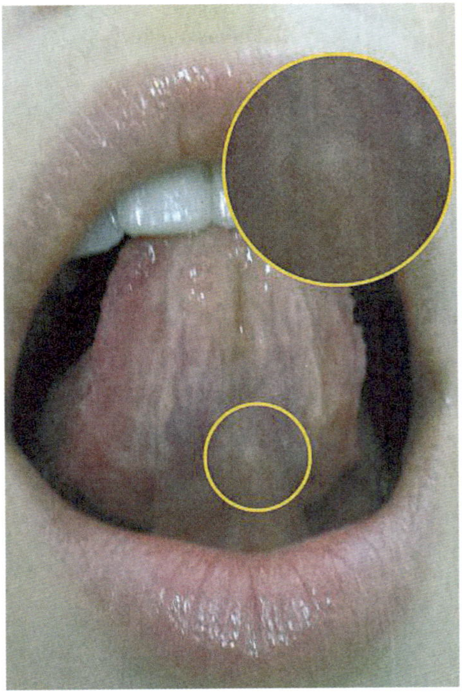 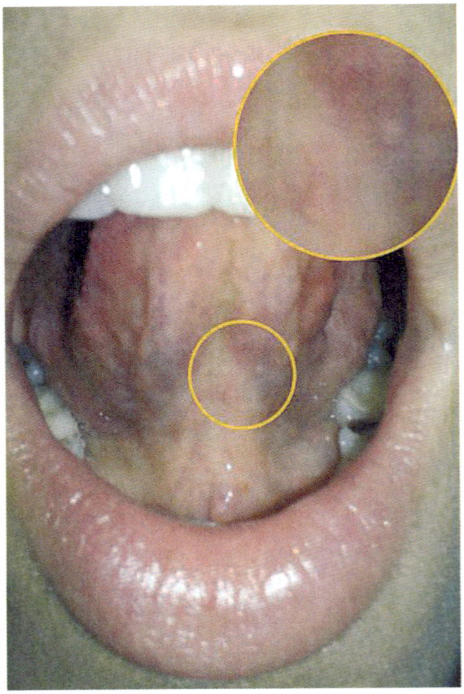

Nas fotos podemos visualmente acompanhar o progresso do tratamento de um caso de sintoma de algia na região da escápula.

Na imagem à esquerda, há a presença de uma mancha amarelo-clara na área correspondente à escápula e coluna torácica no sistema da técnica ShéZhen, comprovando visualmente a presença na superfície inferior da língua do sinal patológico na área.

Na imagem à direita, após a aplicação do estímulo adequado, podemos perceber que o sinal patológico que aparece na foto anterior praticamente desapareceu.

A cliente, mulher de aproximadamente 35 anos, relatou alívio imediato após a aplicação da técnica.

12.2.2. Caso de sintoma de estresse com fadiga e insônia

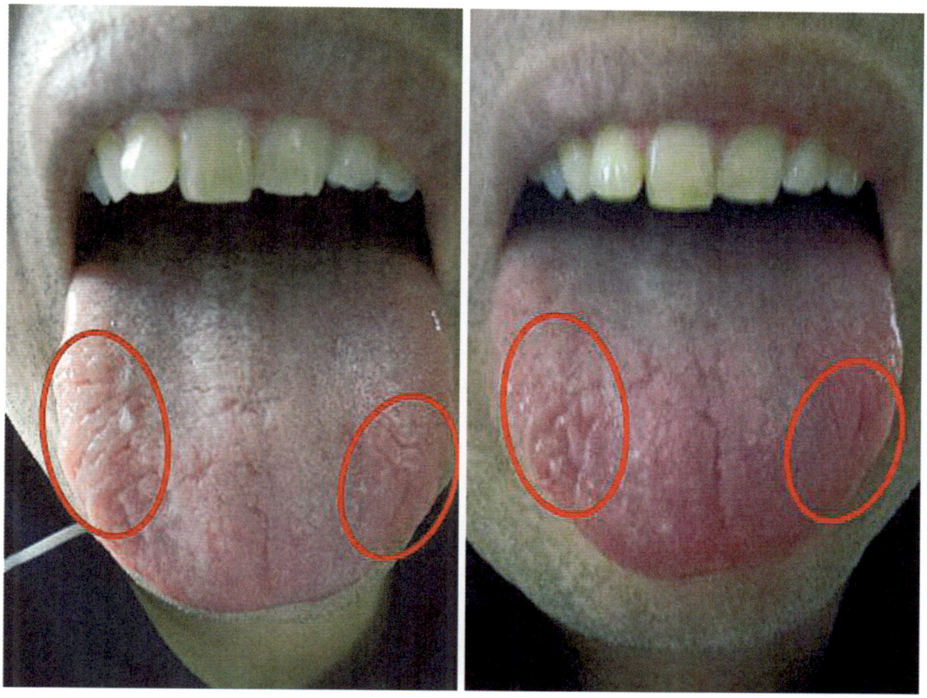

Nas fotos podemos visualmente acompanhar o progresso do tratamento de um caso de sintoma de estresse agudo, com quadro de insônia, irritação nervosa com fadiga.

Na foto à esquerda verifica-se a presença de alterações evidentes de textura nas áreas (áreas dilatadas) correspondentes ao F e BP.

Após a aplicação do tratamento nas áreas indicadas, o cliente sentiu imediatamente a sensação de tranquilidade mental e relaxamento da tensão muscular.

Durante a semana, sentiu melhora na qualidade do sono e melhora do humor.

Capítulo 13

Diagnose pelos pontos *Beishu* e *Mo* (alarme)

13.1. Pontos *Beishu*

Os pontos *Beishu*, no sistema ShéZhen, são pontos de acupuntura utilizados para encontrarmos os órgãos e vísceras que tenham algum desequilíbrio na circulação da bioenergia *Qi*.

Estes desequilíbrios bioenergéticos, como já estudamos, interferem na estrutura do campo vital, que por sua vez podem, ao longo do tempo, refletir em estados patológicos nos sistemas e órgãos de nosso corpo material.

Os pontos *Beishu*, de acordo com a teoria da MTC, são os pontos de união da energia *Yang*.

13.2. Localização dos pontos *Beishu*

Estes pontos localizam-se na região das costas (dorso) a uma distância aproximada de 1,5 tsun do meridiano do Vaso Governador (a linha central das costas), bilateralmente. São também os pontos onde se une a energia *Yang* do corpo.

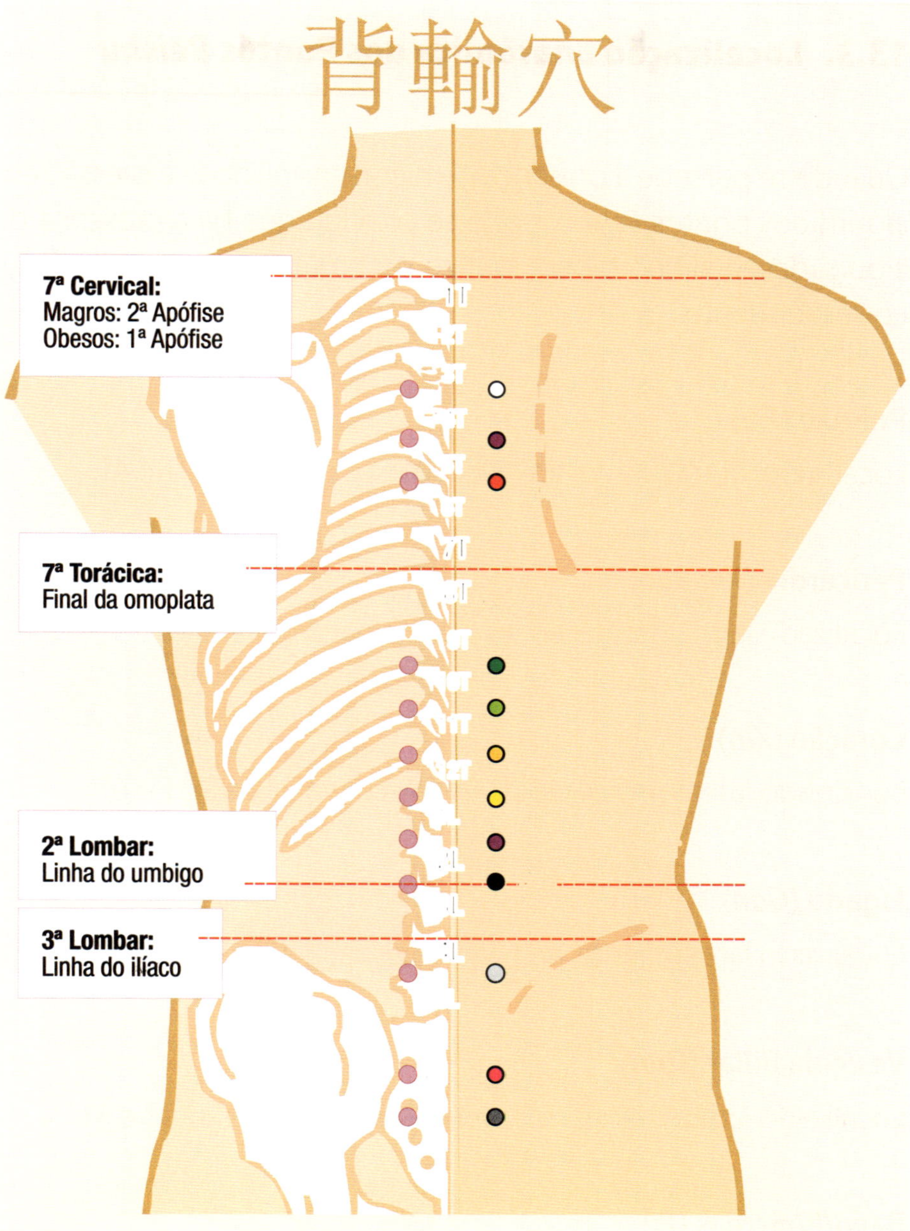

Localização dos pontos *Beishu*.

13.3. Localização anatômica dos Pontos *Beishu*

Quando se percebe a presença de hipersensibilidade à pressão em algum dos pontos *Beishu*, pode-se concluir que há a presença de algum desequilíbrio bioenergético no órgão ou víscera (*Zang Fu*) correspondente.

Pulmão (*Fei*)
Localizado lateralmente, ao nível do espaço entre a 3T e 4T.

Pericárdio (*Xin Bao*)
Localizado lateralmente, ao nível do espaço entre a 4T e 5T.

Coração (*Xin*)
Localizado lateralmente, ao nível do espaço entre a 5T e 6T.

Fígado (*Gan*)
Localizado lateralmente, ao nível do espaço entre a 9T e 10T.

Vesícula Biliar (*Dan*)
Localizado lateralmente, ao nível do espaço entre a 10T e 11T.

Baço/Pâncreas (*Pi*)
Localizado lateralmente, ao nível do espaço entre a 11T e 12T.

Estômago (*Wei*)
Localizado lateralmente, ao nível do espaço entre a 12T e 1L.

Triplo Aquecedor (*San Jiao*)

Localizado lateralmente, ao nível do espaço entre a 1L e 2L.

Rim (*Shen*)

Localizado lateralmente, ao nível do espaço entre a 2L e 3L.

Intestino Grosso (*Da Chang*)

Localizado lateralmente, ao nível do espaço entre a 4L e 5L.

Intestino Delgado (*Xiao Chang*)

Localizado lateralmente, ao nível do forame de S1.

Bexiga (*Pang Guang*)

Localizado lateralmente, ao nível do forame de S2.

13.4. Método de Investigação Palpatória dos pontos *Beishu*

⇒ Deve-se pressionar com a ponta dos dedos polegares, os pontos *Beishu*, bilateralmente, de maneira uniforme e anotar quais são os mais sensíveis;

⇒ Pressionar inicialmente de modo suave e depois com pressão gradualmente mais forte;

⇒ Localizar, na língua, as áreas correspondentes aos pontos *Beishu* que apresentaram hipersensibilidade à investigação palpatória;

⇒ Após identificar as áreas correspondentes na superfície superior da língua, aplicar o estímulo correto;

⇒ Apalpa-se novamente o ponto reativo nas costas (ponto *Beishu* dolorido) para verificar se a sensação de dor desapareceu ou diminuiu;

⇒ Se a técnica de estímulo foi corretamente aplicada, a sensibilidade à pressão deverá ter desaparecido em torno de 60%;

⇒ Aplicar a técnica em todos os pontos que forem reativos.

13.5. Pontos *Mo*

São pontos localizados na parte anterior do corpo, na região do tórax e abdômen, onde se reúne a energia *Yin* dos órgãos *Zang Fu*. São no total 12 pontos de alarme, e servem, na medicina oriental, tanto para tratamento quanto para diagnóstico energético. Quando há algum distúrbio no equilíbrio energético de algum órgão, o ponto correspondente ao órgão afetado também se torna hipersensível à pressão manual.

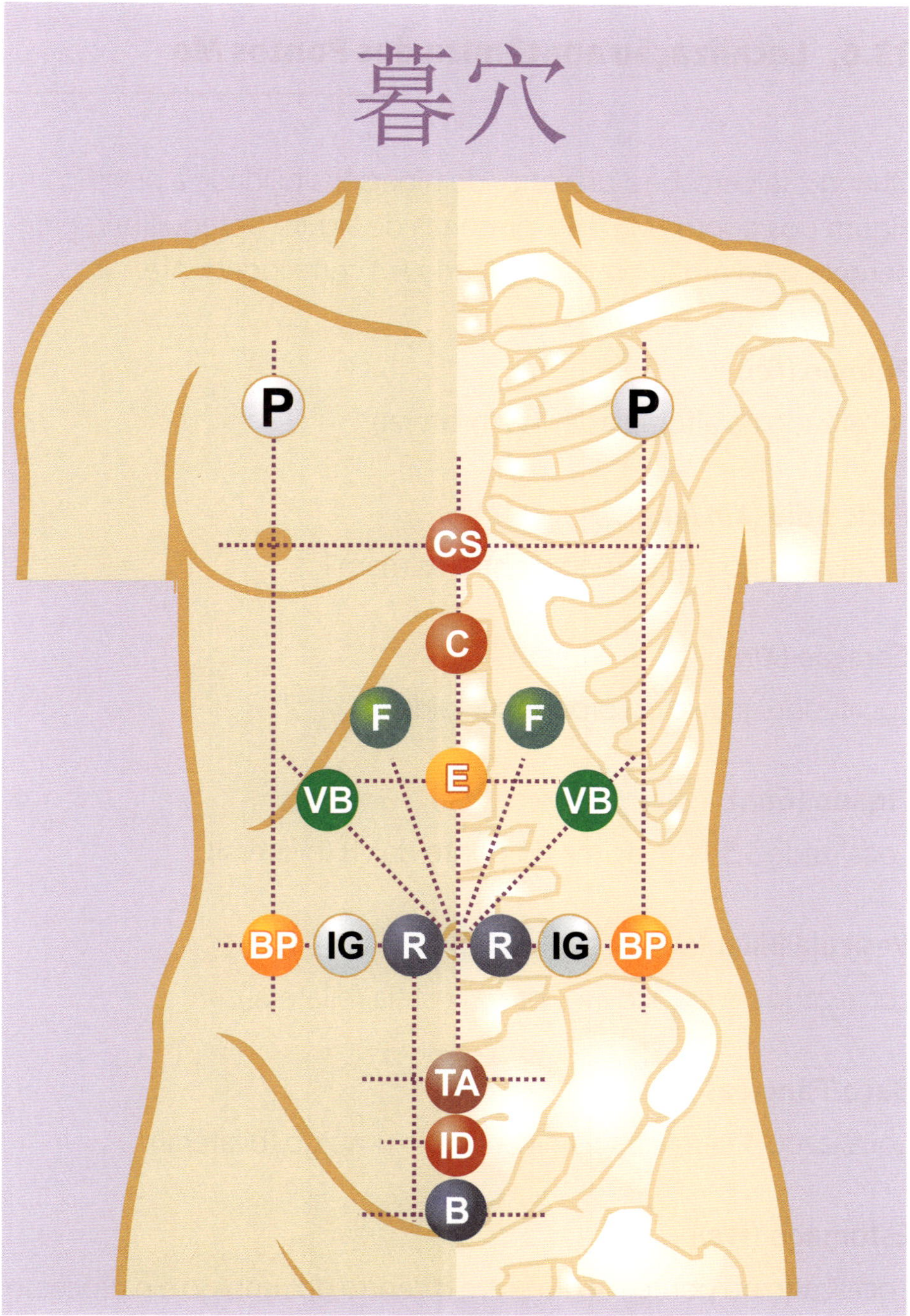

PONTOS DE ALARME.
Escola Hakushin.

13.6. Localização anatômica dos Pontos *Mo*

Quando se percebe a presença de hipersensibilidade à pressão em algum dos pontos *Mo*, há a presença de algum desequilíbrio bioenergético no órgão ou víscera (*Zang Fu*) correspondente.

Pulmão (*Fei*)

Localizado na altura das axilas (bilateral).

Pericárdio (*Xin Bao*)

Localizado no ponto médio entre os mamilos.

Coração (*Xin*)

Localizado abaixo do processo xifoide.

Fígado (*Gan*)

Localizado 1,5 Tsun acima do ponto da VB (bilateral).

Vesícula Biliar (*Dan*)

Localizado no espaço livre da 9ª costela (bilateral).

Baço/Pâncreas (*Pi*)

Localizado 4 tsun lateral ao centro do umbigo (bilateral).

Estômago (*Wei*)

Localizado no ponto médio entre o centro do umbigo e o processo xifoide.

Triplo Aquecedor (*San Jiao*)

Localizado dois quintos do umbigo até a sínfise púbica.

Rim (*Shen*)

Localizado a 1,5 tsun lateral do centro do umbigo (bilateral).

Intestino Grosso (Da Chang)

Localizado 2 tsun lateral ao umbigo (bilateral).

Intestino Delgado (*Xiao Chang*)

Localizado três quintos do umbigo até a sínfise púbica.

Bexiga (*Pang Guang*)

Localizado logo acima da sínfise púbica.

13.7. Método de Investigação Palpatória dos pontos *Mo*

⇒ Deve-se pressionar, com a ponta dos dedos polegares, os pontos *Mo*, de maneira uniforme e anotar quais são os mais sensíveis;

⇒ Pressionar inicialmente de modo suave e depois com pressão gradualmente mais forte;

⇒ Localizar na língua as áreas correspondentes aos pontos *Mo* que apresentaram hipersensibilidade à investigação palpatória;

⇒ Apalpa-se novamente o ponto reativo (ponto *Mo* dolorido) para verificar se a sensação de dor desapareceu ou diminuiu;

⇒ Se a técnica de estímulo foi corretamente aplicada, a sensibilidade à pressão deverá ter desaparecido em torno de 60%;

⇒ Aplicar a técnica em todos os pontos que forem reativos.

Bibliografia

Curso do sistema de acupuntura ShéZhen Liao Fá – Realizado na sede da WFAS (Federação Mundial das Sociedades de Acupuntura e Moxabustão – Beijing). Maio de 2011, na China, com a Dra. Wang Hong.

Mapa da Acupuntura ShéZhen – Prof. Enómoto Jóji.

Anexo 1

Pontos do Aspecto Superior da Língua

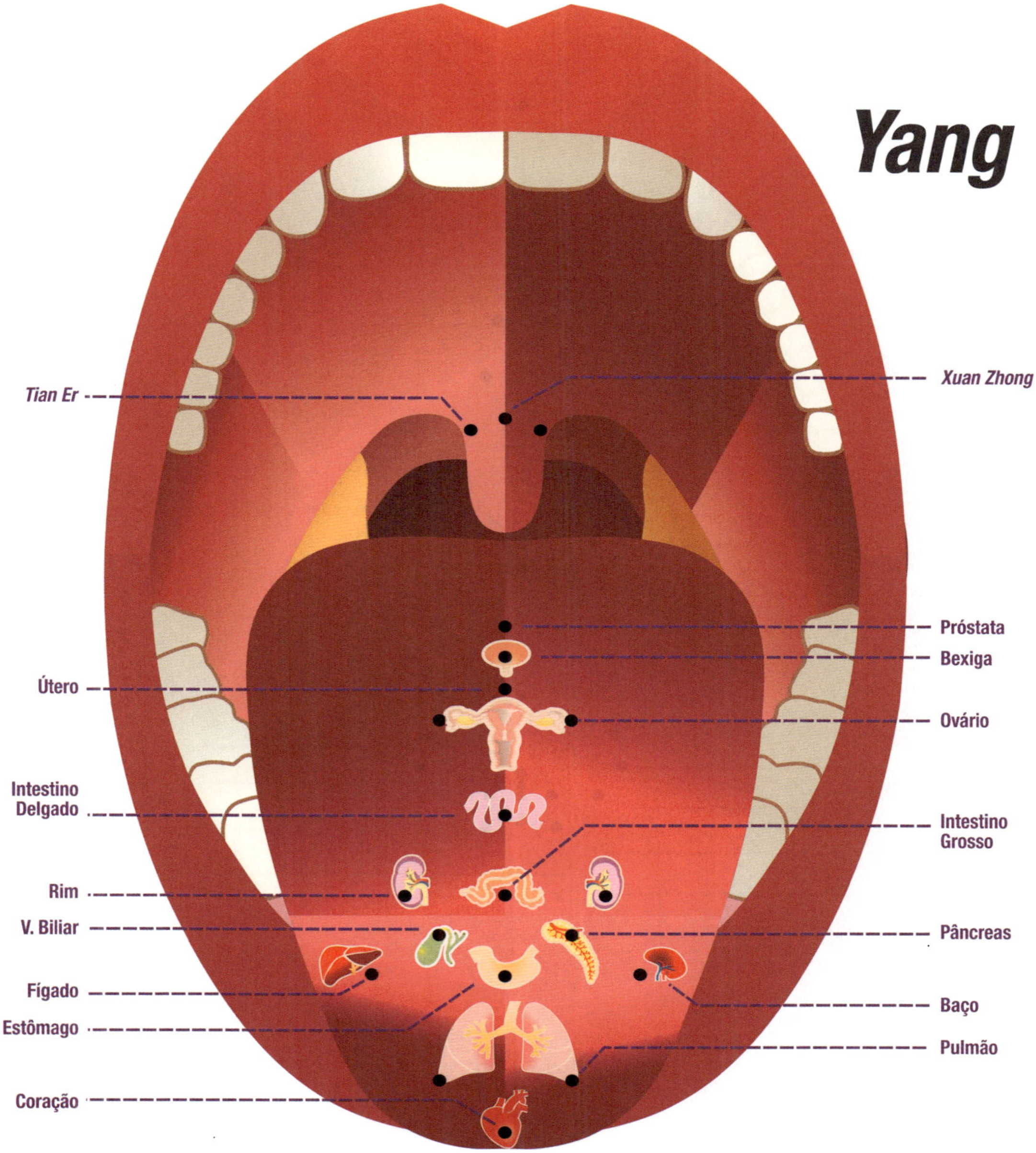

Correspondência dos Órgãos e *Zang Fu*

Anexo 2

Pontos do Aspecto Inferior da Língua

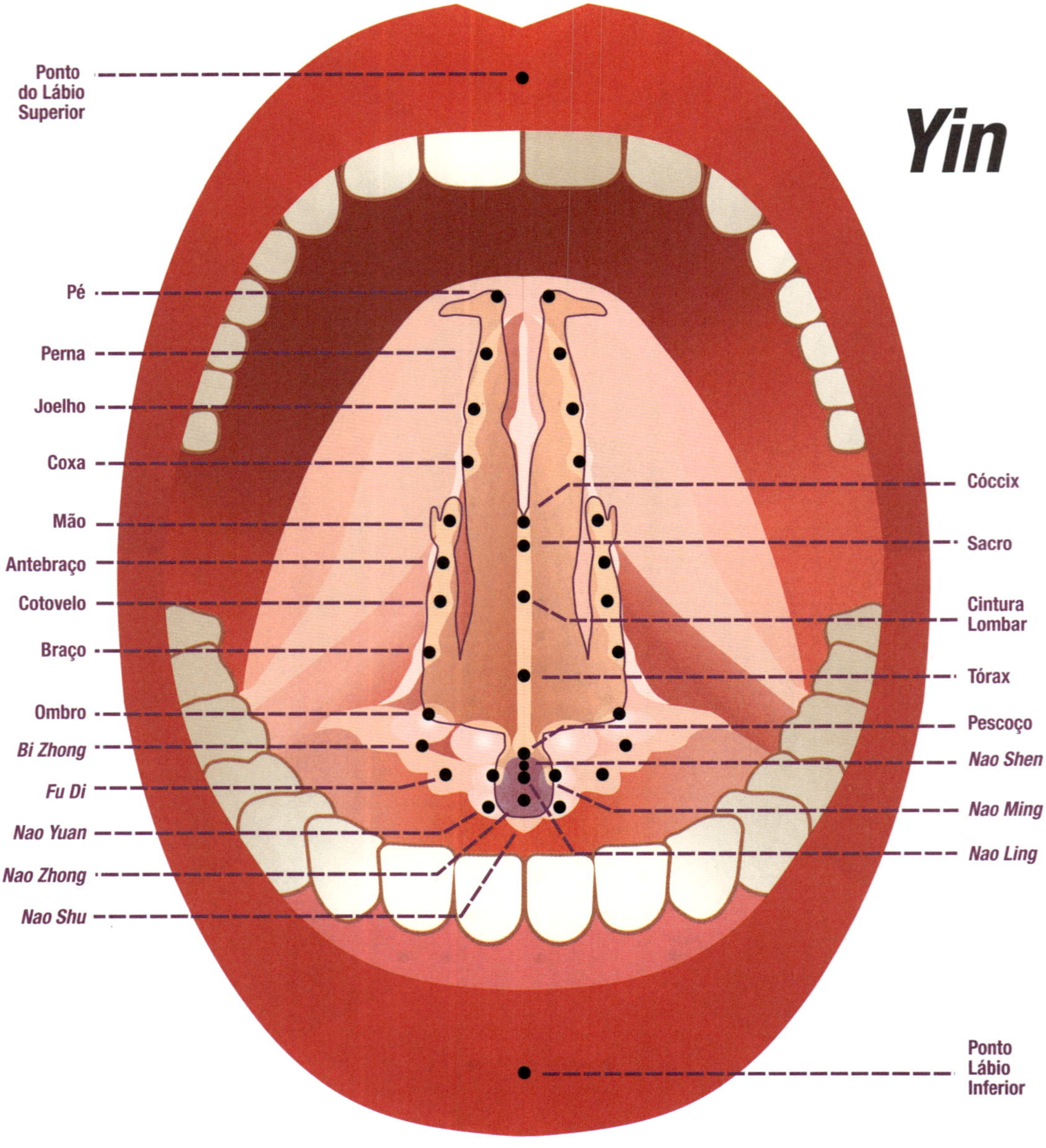

Correspondência do Cérebro e Membros